JN116224

関 係 法 規
2024 年版

公益社団法人
全国柔道整復学校協会
監修

前田 和彦
編著

医歯薬出版株式会社

■監　　修
　　公益社団法人　全国柔道整復学校協会

■編　　著
　　前田　和彦　　　　　　　　九州医療科学大学教授

年度版の序

　本書は，柔道整復師として業務に従事するうえで，柔道整復師法を中心に理解しておくべき関係法規を解説したものである．

　近年の医療を取り巻く環境が大きく変動しているのは周知の事実である．少子化による人口減少や超高齢化をはじめ，社会構造の変革は，医療や社会保障制度に大きな影響を与えている．特に柔道整復師は，予防介護をはじめ，介護保険法と大きく関わっていく可能性がある．したがって，この変わりゆく医療に対応するために必要な衛生，福祉，保健関係法規もなるべく取り入れ，解説するよう努めた．

　そして現在，人権の保護が強く求められるようになり，医療の世界も「患者中心の医療」を目指すことは当然のこととなっている．そのことからも「個人情報の保護に関する法律」等も掲載している．

　近年の改正では，5,000人以下の個人情報を有する事業者の適用除外規定が削除され，すべての施術所にも適切な対応が望まれることになった．そして，病歴や健康診断結果など患者個人の診療情報は，医療機関や施術所が本人同意なしに第三者提供できない「要配慮個人情報」に位置づけられるものとされ，特に配慮が必要とされている．

　また，医療安全が強く意識される時代となり，柔道整復師の施術であってもインフォームド・コンセントやリスクマネジメントに対する認識が求められており，必要なかぎり解説するよう努めたつもりである．

　さて，本書にて学ばれる将来医療従事者になる方々にお願いしたいのは，現代法は禁止・罰則のためだけのものではなく，社会における人の権利，人権を守ることが目的であったことを前提に学んでほしいということである．

　医療の中心も人，患者であり，その権利と医療従事者自体の権利を守ることも，法の精神であることをぜひ知っていただきたい．本書が版を重ねていったとしても変わらぬ医療や法のあり方だからである．

　法の理解の先には，必ず人の姿が見えていなければならないのは自明のものである．

2019年2月

九州保健福祉大学教授

前田　和彦

第 2 版の序

　本書は，柔道整復師として業務に従事するうえで，「柔道整復師法」とその業務や医療従事者一般として必要な医事福祉法規を中心に，理解しておくべき法令を解説したものである．

　近年の医療制度は，2006年に公布された「良質な医療を提供する体制の確立を図るための医療法等の一部を改正する法律」が大きなターニングポイントとなっている．この，いわゆる第5次医療法改正により，医療法はもちろんのこと医師法，薬剤師法等，7本の関連法改定が行われ，また近年の医療保険・社会保障制度の改革と相まって，医療を取り巻く環境は大きく変革したのは周知の事実である．このように医療現場をめぐる様々な法規が順次改正されることとなったのは，どの医療・福祉関係者にとって無関係なことではないはずである．

　今回の改訂においては，第5次医療法改正が掲げるよう，すべての医療の担い手は，医療提供の理念に基づき，医療を受ける者に対し，良質かつ適切な医療を行うよう努めなければならないという点を柔道整復師の業務や国家試験に対応できる内容として充足できることを目的とした．また，第5次医療法改正による改訂以外にも「高齢者の医療の確保に関する法律」や「障害者自立支援法」を加えるなど，近年の医療と福祉の融合に必要な内容の充実に努めた．従来からいわれている「患者中心の医療」とこの「良質な医療を提供」が，これからの医療のスローガンであり，医療の質を問うだけではなく，医療従事者自身の技術や倫理観のレベルを問うものとなっている．医師を皮切りに2008年度からは看護職，薬剤師にも導入の再教育研修制度において，その課題として技術と倫理観に言及していることからでも明らかである．

　本書にて学ばれる将来医療従事者になる方々にお願いしたいのは，現代法は，禁止・罰則のためだけのものではなく，社会における人の権利，人権を守ることが目的であったことを前提に学んでほしいということである．医療の中心も人，患者であり，その権利と医療従事者自体の権利を守ることも，法の精神であることをぜひ知っていただきたい．法の理解の先には，必ず人の姿が見えていなければならないはずだからである．

　最後に，細かなチェックとご意見をいただいた社団法人全国柔道整復学校協会の先生方にこの場を借りて御礼申し上げたい．

　2009年2月

九州保健福祉大学薬学部教授

前 田 和 彦

✳ 目　次 ✳

Ⅲ　関係法規

I

序　論

学習のポイント

✳柔道整復師の業務に必要な法の基礎を学ぶ.

✳成文法の種類と優劣順序を理解する.

✳患者の人権に根ざした医療を行うため，インフォームド・コンセントの概要と必要性を理解する.

1. 法の意義

　　多数の人間が様々な社会で生活をするためには，一定のルールや秩序が必要となる. このルールや秩序など，履行しなければはならない「社会規範」と呼ばれるものには様々なものがあるが，最低限許されることと，許されないことを明らかにし，守るべきことを守らなかった場合の処置などをあらかじめ決めておかなければならない. 人間集団や社会生活のなかにある様々な社会規範のうちの一つに「法」がある.

2. 法の体系

　　法の形式をその成り立ちで分けた場合，大きく成文法と不文法に分かれる.

　　成文法：制定法とも呼ばれ，議会の議決など一定の手続きと形式にしたがって文章（条文）となっているものをいう.

　　不文法：文章（条文）となっていないが，成文法を補充する法的性質が認められるものをいう.

1）　不文法の種類

（1）　慣習法

一定（永続的ともいえるほど）の期間にわたり，社会で法たる確信が得られるほどに認められた習わし．

（2）　判例

裁判の判決例の集積により，後の裁判を事実上拘束する．

（3）　条理

成文法，慣習法，判例もない場合，物事の道理による判断が民事裁判に限り成立する．

2）　成文法の種類（（1）から優劣順序順，（2）の序順は憲法優先説の場合）

（1）　憲法

国の最高法規であり，基本法である．したがって憲法に反する法律，命令はその効力を認めない．

＊　基本法の「基本」とは，簡単な，初めてのといった意味ではなく，根本的な，根源的な，と解するものであり，憲法とは国家の根源的な法規という意味である．

（2）　条約

国際間の成文法である．学問的には国内法の優劣順序にかかわらないとして，憲法に優先する場合も認める条約優先説と独立国家の憲法に優先する成文法は認めるべきではないとする憲法優先説に分かれるが，現在の通説は完全に憲法優先説であり，国連もこの解釈によっている．

（3）　法律

内閣や国会議員からの発議があり，国会の議決と一定の手続きにより制定される．

（4）　命令

行政機関により制定される．政令，府令，省令，規則等がある．

① 政令は，内閣が定める．法律の実施に必要な規則や法律が委任する事項を定めている．

② 府令は，内閣総理大臣（内閣府）が発する．内閣府にかかわる主任の行政事務について法律もしくは政令を施行するため，または法律もしくは政令の特別の委任に基づいて，内閣府の命令として内閣総理大臣が発する．

③ 省令は，各省大臣が，主任の行政事務について，法律もしくは政令を施行するため，または法律もしくは政令の特別の委任に基づいて，それぞれその機関の命令として発する．

④ 規則は人事院，会計検査院等が定める．その所掌事務について，法律もしくは政令を実施するため，または法律もしくは政令の特別の委任に基づいて制定する．

(5) 地方自治体の条例・規則

① 条例は，地方議会がその議決により定めるもの．

② 規則は，地方公共団体の首長が定めるもの．

＊条例・規則とも（1）〜（3）の国の法規には抵触しないのが原則である．しかし，その効力の及ぶ範囲の違いや，双方とも住民の選挙により選ばれた議員，首長によることから，通常は条例と規則には優劣順序はないとされる．ただし，もし抵触する場合は議会制民主国家として条例を優先すべきであろう．

3) 公法と私法

(1) 公法

一般的には，国家機関相互（国と自治体間など）や国家機関と私人（個人や民間）の関係を定める．公法関係における権利を公権という．例としては，憲法，刑法，行政法，柔道整復師法等．

(2) 私法

私人間の関係を定める．私法関係における権利を私権という．例としては，民法，商法等．

＊公法と私法は対峙する関係であるが，学問的には公法と私法の区別の基準は必ずしも明確ではない．

4) 自然人と法人

通常法律が，私権の権利義務の主体と認めるのは生物学上の人（人間）であり，これを自然人と呼び，医師や患者個人がこれにあたる．しかし社会生活上，自然人と同等の権利義務を必要とする組織団体等があり，一般社団および一般財団法人に関する法律や，いわゆる会社法等の法律によりその効力を得るものを法人と呼び，医療法人，社会福祉法人等がこれにあたる．したがって法律上の人には，自然人と法人がある．

3. 柔道整復師および柔道整復に関する法規

柔道整復師も社会の構成員であるから，さまざまな法律により律せられているが，とくに柔道整復師や柔道整復に関する法規には次のようなものがある．

1）　人および人の行為に関する法規

（1）　柔道整復師に関する法規

柔道整復師法，柔道整復師法施行令，柔道整復師法施行規則，柔道整復師法に基づく指定登録機関及び指定試験機関に関する省令など

（2）　その他医療を行う人に関する法規

医師法，歯科医師法，診療放射線技師法，保健師助産師看護師法など

2）　医療を行う場所に関する法規

医療法など

4. 柔道整復師と患者の権利

1）　インフォームド・コンセント

　インフォームド・コンセントの必要性が，まず医師の中で確認されたのが1975年ヘルシンキ宣言東京修正の時であり，実際に医療現場で他の医療職を含めて認識されるようになったのは，1978年，世界保健機関（WHO）が，患者は自分の医療の計画と実施に参加する権利があるとする「アルマ・アタ宣言」を採択した頃といわれる．

　日本では，1980年代後半頃からインフォームド・コンセントの概念が用いられるようになり，1997年医療法の改正では第1条の4第2項にインフォームド・コンセントの内容が医療従事者の努力義務として盛り込まれたのである．その条文は「医師，歯科医師，薬剤師，看護師その他の医療の担い手は，医療を提供するに当たり，適切な説明を行い，医療を受ける者の理解を得るよう努めなければならない」とし，インフォームド・コンセントの文言は使われていないが，明らかにすべての医療従事者にこの実践を求めるものとなっている．

　そして現在，柔道整復師の行う施術においてもインフォームド・コンセント抜きで進めることは，法制度の適正化や専門職の倫理観，そして，「個人情報保護法」の施行などからも，必要不可欠なものとなってきている．

　このインフォームド・コンセントの内容であるが，柔道整復師の施術にあてはめて考えれば，次のようになる．

　「個々の対象者が柔道整復師から受ける施術などにより，どの程度の回復や生活の質を向上できるのか（プラスの要因）とそれに伴う費用や不快感や，苦痛の精神的身体的負担等（マイナスの要因）などの説明を十分に受け，施術などを受けるかどうかを選択決定できるよう，説明や情報を受けることである」．

そして説明や情報を受けても，施術などを行うかどうかも含めて，自ら選択する自己決定権を持つことも患者に知らせなければならない．また，説明する柔道整復師の視点ではなく，患者側の視点で，患者本人が理解できる言葉で説明しなければならない．

日本では，一般の医療機関においてもインフォームド・コンセントの実践は，まだ十分に行われているとはいえないといわれる．しかし，医療に関わるものとして「患者中心の制度や意識の確立」や「良質で適切な医療の提供」を目指すためには，できるかぎり実行するよう心がける必要がある．

2) インフォームド・アセント

小児科領域から多く聞かれだした概念であるが，小児科治療等において，保護者へのインフォームド・コンセントだけではなく，当事者である子ども（未成年者）に対しても治療等に関する説明と同意が必要とすることである．

その際の説明は，子どもが理解できる言葉で説明し，子どもが納得できる形で同意を得ることが必要とされる．米国等多くの外国では，インフォームド・コンセントと違い，義務としては定義してはいないが，治療や研究対象者が子ども（未成年者）であるときは，積極的に行うべきとの考えが定着してきている．

したがって，インフォームド・コンセントと同格とはなってはいない．

5. 医療過誤とリスクマネジメント

1) 医療事故と医療過誤

診療過程において，患者その他に傷害または致死等の結果を生じさせることを総称して医療事故（過誤）という．この医療事故と医療過誤という言葉のあり方は諸説あるが，一般的には，医療事故とは医療従事者の責任の有無にかかわらず，医療行為が開始されてから終了するまでのプロセスにおいて，予想外のことが起こった場合を広く指し，それらのうち，医療従事者に関わる医療上の過誤で起こったものだけを医療過誤としている．したがって，すべての医療過誤は医療事故であるが，すべての医療事故が医療過誤であるわけではないとする．

また，医療過誤の法的責任の形としては，主として民事責任，刑事責任等があるが，医療従事者が故意に事故を起こす事例はほとんどなく，刑事事件に該当することは少ない．このことから，現在の医療過誤訴訟の多くは損害賠償を中心とした民事事件である．

2）医療におけるリスクマネジメント
（1）リスクマネジメントとは

　リスクマネジメントとは，もともと産業界を中心とした経営管理の問題であった．経営上のリスクを分析することで，利益効率や企業の利益を守る危機管理として発達したものといわれている．

　その後，このリスクマネジメントの概念は経営管理の問題のみではなく，「安全」が求められる飛行機や列車などの事故防止に関しても危機管理が問題とされるようになり，偶発的なものだけではなく人的なミス，いわゆるヒューマンエラーを中心とした危機管理が語られるようになった．

　そして，どれほど人員を配置しようが教育しようが「人とは間違えるものである」という前提を理解することから始まることとなり，とりわけ「安全」を義務付けながらも多くの事故を考えねばならない医療現場においては，必要不可欠な概念となった．ただし医療の場でいうリスクマネジメントとは，先進的または難易度の高い手術等には危険（リスク）がつきものといった予想がつかない部分での偶発的なリスクの防止のことではなく，本来ならば「回避すべきもの，回避できたもの」のミスを防ぐ危機管理の問題である．つまり，患者の生命身体や人権にまで侵害を与える事故の可能性をいかに減少させるのかが医療のリスクマネジメントの問題点である．

（2）リスクマネジメントマニュアル作成指針

　2000年8月の厚生省リスクマネジメントスタンダードマニュアル作成委員会の報告は，次のような指針を出している．

用語の定義

a．医療事故

　医療にかかわる場所で医療の全過程において発生するすべての人身事故で，以下の場合を含む．なお，医療従事者の過誤，過失の有無を問わない．

　　ア　死亡，生命の危機，病状の悪化等の身体的被害および苦痛，不安等の精神的被害が生じた場合．

　　イ　患者が廊下で転倒し，負傷した事例のように医療行為とは直接関係しない場合．

　　ウ　患者についてだけではなく，注射針の誤刺のように，医療従事者に被害が生じた場合．

b．医療過誤

　医療事故の一類型であって，医療従事者が，医療の遂行において，医療的準則に違反して患者に被害を発生させた行為．

c. ヒヤリ・ハット事例（インシデント）

　　患者に被害を及ぼすことはなかったが，日常診療の現場で，ヒヤリとしたり，ハッとした経験を有する事例．

　　具体的には，ある医療行為が，患者には実施されなかったが，仮に実施されたとすれば，何らかの被害が予測される場合，患者には実施されたが，結果的に被害がなく，またその後の観察も不要であった場合等を指す．

3)　医療事故調査制度

　2015年10月1日より，医療事故調査制度がスタートした．これは，改正医療法の『医療の安全の確保』の章に位置づけられ，医療事故の再発防止により医療の安全を確保することを目的とした制度である（医療法第6条の9～11）．

　第6条の9　国並びに都道府県，保健所を設置する市及び特別区は，医療の安全に関する情報の提供，研修の実施，意識の啓発その他の医療の安全の確保に関し必要な措置を講ずるよう努めなければならない．

　第6条の10　病院，診療所又は助産所（以下この章において「病院等」という．）の管理者は，医療事故（当該病院等に勤務する医療従事者が提供した医療に起因し，又は起因すると疑われる死亡又は死産であつて，当該管理者が当該死亡又は死産を予期しなかつたものとして厚生労働省令で定めるものをいう．以下この章において同じ．）が発生した場合には，厚生労働省令で定めるところにより，遅滞なく，当該医療事故の日時，場所及び状況その他厚生労働省令で定める事項を第6条の15第1項の医療事故調査・支援センターに報告しなければならない．

　2　病院等の管理者は，前項の規定による報告をするに当たつては，あらかじめ，医療事故に係る死亡した者の遺族又は医療事故に係る死産した胎児の父母その他厚生労働省令で定める者（以下この章において単に「遺族」という．）に対し，厚生労働省令で定める事項を説明しなければならない．ただし，遺族がないとき，又は遺族の所在が不明であるときは，この限りでない．

　第6条の11　病院等の管理者は，医療事故が発生した場合には，厚生労働省令で定めるところにより，速やかにその原因を明らかにするために必要な調査（以下この章において「医療事故調査」という．）を行わなければならない（第2項以下略）．

II

柔道整復師法とその関連内容

　柔道整復師法は昭和45 (1970) 年4月法律第19号をもって制定され，それまでの「あん摩マッサージ指圧師，はり師，きゆう師，柔道整復師等に関する法律」から分離独立した．その後，昭和63 (1988) 年5月に公布され，平成2 (1990) 年4月1日から施行された「柔道整復師法の一部を改正する法律（昭和63年法律第72号）」による改正等数次の改正を経て現行法に至っている．

　昭和63 (1988) 年の改正は時代の要求に応じて柔道整復師の資質向上を目指したものであり，主な改正点は次の4つである．

　　①免許を与える者を，都道府県知事から厚生（現厚生労働）大臣に改めること
　　②試験を実施する者を，都道府県知事から厚生（現厚生労働）大臣に改めること
　　③受験資格について，一定の養成施設等において高等学校卒業後3年以上必要な知識及び技能を修得することと改めること
　　④試験の実施に関する事務及び登録の実施に関する事務については，厚生（現厚生労働）大臣の指定する者に行わせることができることとすること

　※一般に，法は施行のときから効力を生じ，廃止により効力を失なう．施行の時期は，通常その法令の附則において定められ，公布から施行までの間に一定の周知期間がおかれる．昭和63年の改正法は，施行の日を平成2年4月1日としたが，一部を公布の日から施行するものとした（附則第1条）．

A　第1章　総　則

学習のポイント
* 免許制度の必要性を理解する.
* 柔道整復師の業と業務の差異を理解する.

1.　柔道整復師法の目的

　　柔道整復師の資格を定めるとともに, その業務が適正に運用されるように規律することを目的とする (法第1条).

　　※免許制度を設ける理由

　　　柔道整復術は人体に危害を及ぼすおそれのある行為を行うことも含まれているため, 一定水準の知識および技能を有する者が行うのでなければ, 衛生水準の低下を招くことになる. このため, 法により免許制度を設け, 免許者のみが独占的に施術を行うこととするとともに, 免許者の業務が適正に運用されるように規律し, 衛生水準の向上を図ることとする.

2.　定　義

1)　「柔道整復師」とは

　　厚生労働大臣の免許を受けて, 柔道整復を業とする者をいう (法第2条第1項).

　　注) 業とするとは, 反復継続の意思をもって施術を行うことをいい, その施術の対価として報酬を目的とし, またはこれを現実に受けたか否かを問わないものとされている. また, 反復継続して行う意思があるときは, 必ずしも数人に対しまたは一人に対し数回施術を行うことを要せず, 一人一回の施術を行った場合でも業として行ったことになる.

2)　「施術所」とは

　　柔道整復師が柔道整復の業務を行なう場所をいう (法第2条第2項).

　　注) 柔道整復師が行う柔道整復の業務とは, 脱臼, 骨折, 打撲, 捻挫等に対しその回復を図る施術を業として行うもの, とされている (D 第4章 業務の項参照).

B　第2章　免　許

学習のポイント
＊免許とは，柔道整復師名簿に登録することにより法的効力を持つことを理解する.
＊免許の資格要件を理解する.
＊免許の登録事項，訂正，取消等の内容を知る.
＊免許証の交付，再交付等の内容を知る.
＊行政手続法による聴聞，弁明の機会について理解する.

免許とは，社会公共の秩序を維持し，その障害を除去するために，一般人には禁じられているある行為を，特定人に対して解除し適法になし得る資格，または身分を与える行政機関の行為をいう.

免許は特定人（法人等も含むが，柔道整復師免許は自然人のみ）に与えられた無形の身分や資格であり，申請者の主観的事情に着目して与えられるもの（例えば医師免許，柔道整復師免許など）は，特定人のみにしか効果が及ばず，他の人に貸与したり，譲渡や相続などをすることはできない. また何らかの理由（取消しや業務停止命令など）がない限り，その効力は免許の有効期間中（柔道整復師免許の場合は終生）存続するものである.

1. 柔道整復師免許

柔道整復師免許は，柔道整復を業として適法に行い得る資格であり（法第2条），厚生労働大臣がこれを与える（法第3条）.

免許を与えるとは柔道整復師名簿（法第5条，後述）に登録することである（法第6条）.

また，旧法の規定により免許を受けた者は，新法（昭和63年改正法）の規定によって免許を受けた者とみなされる（法附則第7条）.

　　注）医師は柔道整復師の免許をもたなくとも適法に柔道整復を業として行うことができる（法第15条）.

2. 免許を受けるための要件

　柔道整復師になろうとする者は，厚生労働大臣の免許を受けなければならないが，そのためには，積極的資格要件および消極的資格要件を共に具備していなければならない.

1) 積極的資格要件

　柔道整復師の免許を受けるためには，厚生労働大臣の行う柔道整復師国家試験に合格しなければならない（法第3条）. なお，受験資格については，C 第3章 柔道整復師国家試験の項で述べることとする.

2) 消極的資格要件（相対的欠格事由）

　次の各号のいずれかに該当する者には免許を与えないことがあり（法第4条），また，免許を既に取得している者に対しては，免許を取り消したり業務の停止を命じたりすることがある（法第8条第1項）.

　　①心身の障害により柔道整復師の業務を適正に行うことができない者として厚生労働省令（※ 1 〜 3 参照）で定めるもの

　　②麻薬，大麻又はあへんの中毒者

　　③罰金以上の刑に処せられた者

　　④前号に該当する者を除くほか，柔道整復の業務に関し犯罪又は不正の行為があった者

　上記のように，ある事由に該当すると資格を喪失したり，制限が加えられる場合があり，これらの事由を欠格事由という. 欠格事由に該当すると必ず資格の喪失を伴うものを絶対的欠格事由といい，必ずしも資格を喪失するとは限らないものを相対的欠格事由という. 柔道整復師法は「与えないことがある」と表現されていることから後者にあたり，免許を与えるか与えないかは，厚生労働大臣がその該当する欠格事由の程度や有害性などを考慮して判断することになる.

　　※ 1　施行規則　第1条（法第4条第1号の厚生労働省令で定める者）

　　　　　柔道整復師法（昭和45年法律第19号. 以下「法」という.）第4条第1号の厚生労働省令で定める者は，精神の機能の障害により柔道整復師の業務を適正に行うに当たつて必要な認知，判断及び意思疎通を適切に行うことができない者とする.

※２　施行規則　第１条の２（治療等の考慮）

　　厚生労働大臣は，柔道整復師の免許（以下「免許」という．）の申請を行つた者が前条に規定する者に該当すると認める場合において，当該者に免許を与えるかどうかを決定するときは，当該者が現に受けている治療等により障害の程度が軽減している状況を考慮しなければならない．

※３　法　第７条（意見の聴取）

　　厚生労働大臣は，免許を申請した者について，第４条第１号に掲げる者に該当すると認め，同条の規定により免許を与えないこととするときは，あらかじめ，当該申請者にその旨を通知し，その求めがあつたときは，厚生労働大臣の指定する職員にその意見を聴取させなければならない．

3.　免許の申請

　　柔道整復師免許は，厚生労働大臣が行う柔道整復師国家試験に合格した者に対して与えられるが，試験に合格することにより自動的に免許を与えられるものではない．試験に合格したうえで，免許の申請をしなければ免許を与えられない（法第６条）．

　　免許の申請をするには厚生労働省令で定める様式第１号による申請書に次に掲げる書類を添え，厚生労働大臣に提出しなければならない（施行規則第１条の３）．

　　①柔道整復師国家試験の合格証書の写し又は合格証明書

　　②戸籍の謄本若しくは抄本又は住民票の写し（住民基本台帳法（昭和 42 年法律第 81 号）第７条第５号に掲げる事項（出入国管理及び難民認定法（昭和 26 年政令第 319 号）第 19 条の３に規定する中長期在留者（以下「中長期在留者」という．）及び日本国との平和条約に基づき日本の国籍を離脱した者等の出入国管理に関する特例法（平成３年法律第 71 号）に定める特別永住者（以下「特別永住者」という．）については，住民基本台帳法第 30 条の 45 に規定する国籍等）を記載したものに限る．第６条第２項において同じ．）（出入国管理及び難民認定法第 19 条の３各号に掲げる者については，旅券その他の身分を証する書類の写し．第６条第２項において同じ．）

　　③精神の機能の障害又は麻薬，大麻若しくはあへんの中毒者であるかないかに関する医師の診断書

　　免許の申請書に合格した試験の施行年月，受験地及び受験番号を記載した場合には，上記①柔道整復師国家試験の合格証書の写し又は合格証明書の添付を省略することができる．

注1）試験に合格しただけでは，柔道整復の業をすることはできない．

注2）様式第1号による申請書には登録免許税の領収証書又は登録免許税の額に相当する収入印紙をはらなければならない（施行規則第8条第1項）．

注3）指定登録機関が登録事務を行う場合は，上記の書類を厚生労働大臣にではなく，指定登録機関に提出する（施行規則第9条第1項）．

注4）本章において，以下，厚生労働大臣の指定を受けた指定登録機関が登録事務を行う場合を，〔　〕で付記することとする．

4.　柔道整復師名簿

　　柔道整復師名簿は，厚生労働大臣が柔道整復師の身分を把握し，または身分上の監督を行うための基礎となるものである．したがって，厚生労働省〔指定登録機関〕に柔道整復師名簿を備え，柔道整復師の免許に関する事項を登録する（法第5条）．また，この名簿に登録することにより，免許を与えることとする（法第6条）．

　　なお，旧法により都道府県に備えた名簿は，新法の規定による名簿とみなされ（法附則第9条第1項），厚生大臣の告示する日（平成4年9月30日）にこの名簿を厚生大臣〔指定登録機関〕に，引き継ぐものとされた（法第8条の6第1項，附則第9条第2項，3項）．

1）　柔道整復師名簿の登録事項

　　柔道整復師名簿には次に掲げる事項を登録する（施行規則第2条）．

①登録番号及び登録年月日

②本籍地都道府県名（日本の国籍を有しない者については，その国籍），氏名，生年月日及び性別

③試験合格の年月

④免許の取消し又は業務の停止の処分に関する事項

⑤再免許の場合には，その旨

⑥柔道整復師免許証又は柔道整復師免許証明書を書換え交付し，又は再交付した場合には，その旨並びにその理由及び年月日

⑦登録の消除をした場合には，その旨並びにその理由及び年月日

2）　柔道整復師名簿の訂正

　　名簿の登録事項のうち，本籍地都道府県名（日本の国籍を有しない者については，そ

の国籍），氏名，生年月日，性別に変更を生じたときは，30日以内に，名簿の訂正を申請しなければならない（施行規則第3条第1項）．

　この申請をするには，様式第2号による申請書に戸籍の謄本又は抄本（中長期在留者及び特別永住者については住民票の写し（住民基本台帳法第30条の45に規定する国籍等を記載したものに限る．第5条第2項において同じ．）及び前項の申請の事由を証する書類とし，出入国管理及び難民認定法第19条の3各号に掲げる者については旅券その他の身分を証する書類の写し及び前項の申請の事由を証する書類とする．）を添え，これを厚生労働大臣に提出しなければならない（施行規則第3条第2項，第9条第1項）．

3)　柔道整復師名簿登録の消除

　柔道整復師が死亡し，又は失踪の宣告を受けたときは，戸籍法による死亡又は失踪の届出義務者は，30日以内に名簿の登録の消除を申請しなければならない（施行規則第4条第2項）．この場合，厚生労働省令で定める様式第3号による申請書に，当該柔道整復師が死亡し，又は失踪の宣告を受けたことを証する書類を添えて厚生労働大臣〔指定登録機関〕に提出しなければならない（施行規則第4条第1項，第3項）．

　また，この登録の消除の申請は柔道整復師自らの意思で，いつでもすることができる．すなわち，登録を消除することにより免許を放棄（喪失）することができる．

　名簿の登録の消除を申請するときは，免許証又は免許証明書を厚生労働大臣〔指定登録機関〕に返納しなければならない（施行規則第9条第1項，第7条第1項）．

　　※失踪の宣告
　　　　以下の場合，家庭裁判所は利害関係人の請求に因り，失踪の宣告をすることができる（民法第30条）．失踪の宣告を受けた者は死亡したものとみなされる（民法第31条）．
　　　　　①不在者の生死が7年間明らかでないとき
　　　　　②戦地にいた者や沈没した船中にいた者その他死亡の原因となる危難に遭遇した者の生死が，戦争が終わった後，船舶が沈没した後又はその他危難が去った後，1年間明らかでないとき

　　※死亡の届け出義務者（戸籍法第87条）
　　　　　①同居の親族，②その他の同居者，③家主，地主，又は家屋若しくは土地の管理人
　　注）上記の順序に従って届出義務があるが，その順序にかかわらず届出をすることができる．また，同居の親族以外の親族も届出をすることができる．
　　※失踪の届け出義務者（戸籍法第94条）
　　　　失踪宣告の裁判を請求した利害関係人

5. 免許の取消等 (法第8条)

　　法第4条各号（欠格事由）のいずれかに該当するに至ったときは，厚生労働大臣は，その免許を取り消し，又は期間を定めてその業務の停止を命ずることができる．免許を取り消されたときは，5日以内に免許証又は免許証明書を厚生労働大臣〔指定登録機関〕に返納しなければならない（法第8条第1項，施行規則第7条第2項，第9条第1項）．

　　法第8条第1項の規定に基づく業務の停止命令に違反した者は30万円以下の罰金に処せられる（法第30条第1号）．

　　※再免許

　　　　免許を取り消された者であっても，その者が取消理由となった事項に該当しなくなったとき，その他その後の事情で再び免許を与えることが適当であると認められるときには，厚生労働大臣は再免許を与えることができる（法第8条第2項）．

　　注）指定登録機関が登録事務を行う場合，厚生労働大臣は，免許を取り消し，期間を定めてその業務の停止を命じ，又は再免許を与えたときは，処分を受けた者の氏名，生年月日及び住所並びに処分の内容及び処分を行った年月日を指定登録機関に通知するものとする（指定登録機関及び指定試験機関に関する省令第12条）．

6. 柔道整復師免許証及び柔道整復師免許証明書

　　厚生労働大臣は，免許を与えたときは，柔道整復師免許証を交付する（法第6条第2項）．指定登録機関が登録事務を行う場合は，厚生労働大臣が免許を与えたときに，指定登録機関が柔道整復師免許証明書を交付することになる（法第8条の6第1項）．

　　なお近年では，法令上の変更はないが，指定登録機関でも免許証の名称で発行できるようになっており，再発行や書換えの場合は免許証として出されている．そして免許証明書時代のものでも免許証といってもよいし，免許証明書といっても，あるいは両方を名乗ってもよいとなっていることから，両者の差異は事実上なくなってきているといえる．

　　また，旧法により交付された免許証は，新法（昭和63年改正法）の規定により交付された免許証とみなされる（法附則第8条）．

　　免許証とは免許を受けていることを有形的に証明するものであり，免許証の有無は，免許の有無を意味するものではない．したがって，免許証がなくても免許を受けていれば当然に柔道整復を業とすることができる．

注)「免許証を交付する」というのは，試験に合格した者の申請により柔道整復師名簿に登録することによって，厚生労働大臣が免許を与え，当然に免許証〔免許証明書〕が交付されるということであり，免許証〔免許証明書〕の交付を受けるための特別な手続きや申請は必要としない．ただし，一度交付された免許証〔免許証明書〕について，書換え交付や再交付を受けるときには，その申請が必要となる．

7. 免許証の書換え交付 （施行規則第5条）

　　免許証又は免許証明書の記載事項に変更を生じたときは，免許証〔免許証明書〕の書換え交付を申請することができる．書換え交付の申請は必ずしなければならないものではないが，申請する場合には厚生労働省令で定める様式第2号による申請書に免許証又は免許証明書及び戸籍の謄本又は抄本（中長期在留者及び特別永住者については住民票の写し及び同項の申請の事由を証する書類とし，出入国管理及び難民認定法第19条の3各号に掲げる者については旅券その他の身分を証する書類の写し及び同項の申請の事由を証する書類とする．）を添え，これを厚生労働大臣〔指定登録機関〕に提出しなければならない（施行規則第5条，第9条第1項）．

　　なお，指定登録機関に免許証明書の書換え交付を申請する場合は手数料（3,700円）を指定登録機関に納付しなければならない（法第8条の6第2項，施行令第1条）．

8. 免許証の再交付 （施行規則第6条）

　　以下の場合には免許証〔免許証明書〕の再交付を申請することができる．書換え交付と同様に再交付の申請はしても，しなくてもよいが，申請をする場合には，様式第4号による申請書に戸籍の謄本若しくは抄本又は住民票の写しを添えて厚生労働大臣に提出しなければならない．

　　この申請書には手数料（4,000円）を指定登録機関に納付しなければならない（施行令第1条第3号，施行規則第6条第3項，第8条第2項，法第8条の6第2項，施行規則第9条第2項）．

①免許証又は免許証明書を破ったり汚したとき

　　申請書に免許証又は免許証明書を添えなければならない（施行規則第6条第4項）．

②免許証又は免許証明書を失ったとき

　　再交付を受けた後，失った免許証又は免許証明書を発見した場合は，5日以内にこれを厚生労働大臣〔指定登録機関〕に返納しなければならない（施行規則第6条第5項，第9条第1項）.

9. 免許証又は免許証明書の返納および提出

以下の場合には免許証又は免許証明書を返納又は提出しなければならない.

①登録の消除（施行規則第4条）を申請するとき（施行規則第7条第1項，第9条第1項）

　　申請書に免許証又は免許証明書を添えて厚生労働大臣〔指定登録機関〕に返納する.

②免許を取り消されたとき（施行規則第7条第2項，第9条第1項）

　　取り消されてから5日以内に厚生労働大臣〔指定登録機関〕に返納する.

③免許証の書換え交付を申請するとき（施行規則第5条，第9条第1項）

　　申請書に免許証又は免許証明書及び戸籍の謄本又は抄本（中長期在留者及び特別永住者については住民票の写し及び同項の申請の事由を証する書類とし，出入国管理及び難民認定法第19条の3各号に掲げる者については旅券その他の身分を証する書類の写し及び同項の申請の事由を証する書類とする.）を添え，これを厚生労働大臣に提出しなければならない.

④免許証の再交付を申請するとき

　1. 申請書に戸籍の謄本若しくは抄本又は住民票の写しおよび破り又は汚した免許証又は免許証明書を添えて厚生労働大臣〔指定登録機関〕に提出する.（施行規則第6条第2項，第4項，第9条第1項）

　2. 免許証〔免許証明書〕の再交付を受けた後，失った免許証又は免許証明書を発見したときは，5日以内にこれを厚生労働大臣〔指定登録機関〕に返納しなければならない（施行規則第6条第5項，第9条第1項）.

参考　行政手続法による行政処分（不利益処分）

　　柔道整復師が行政庁より免許取消等の不利益処分を受ける場合は（不利益処分については，あらかじめ基準を定め，かつ，これを公にしておくよう努めなければならない.），行政庁は不利益処分の名あて人となるべき者について，次の各号に定める意見陳述のた

めの手続を執らなければならない.

①次のいずれかに該当するとき：聴聞

　　イ　許認可等を取り消す不利益処分をしようとするとき.

　　ロ　イに規定するもののほか，名あて人の資格又は地位を直接にはく奪する不利
　　　益処分をしようとするとき.

　　ハ　名あて人が法人である場合におけるその役員の解任を命ずる不利益処分，名
　　　あて人の業務に従事する者の解任を命ずる不利益処分又は名あて人の会員であ
　　　る者の除名を命ずる不利益処分をしようとするとき.

　　ニ　イからハまでに掲げる場合以外の場合であって行政庁が相当と認めるとき.

　　そして行政庁は，聴聞を行うに当たっては，聴聞を行うべき期日までに相当な期
　　間をおいて，不利益処分の名あて人となるべき者に対し，法令に定める事項を書面
　　により通知しなければならない. また聴聞は，行政庁が指名する職員その他政令で
　　定める者が主宰する. 聴聞の規程に基づく処分又はその不作為については，審査請
　　求をすることができない（審査請求の制限）.

②　①のイからニまでのいずれにも該当しないとき：弁明の機会の付与

　弁明は，行政庁が口頭ですることを認めたときを除き，弁明を記載した書面（弁明書
という.）を提出して行い，弁明をするときは，証拠書類等を提出することができる.

　ただし，この聴聞と弁明の機会の付与については，公益上，緊急に不利益処分をする
必要がある等の場合は，この限りではない. そして行政庁は，不利益処分をする場合に
は，その名あて人に対し，同時に，その不利益処分の理由を示さなければならないとなっ
ている.

C　第3章　柔道整復師国家試験

　　　　柔道整復師の免許を受けるためには，柔道整復師国家試験に合格しなければならない.

1.　試験の実施

　　　　柔道整復師国家試験は柔道整復師として必要な知識及び技能について，厚生労働大臣が行う（法第10条）.また，厚生労働大臣は，厚生労働省に置く柔道整復師試験委員に試験の問題の作成及び採点を行わせ，試験委員は試験の問題の作成及び採点について，厳正を保持し，不正の行為のないようにしなければならない（法第11条）.

　　　　また，厚生労働大臣は指定試験機関を指定したときは，試験の実施に関する事務を行わせることができる（法第13条の3第1項）.指定試験機関は試験委員を選任し，試験の問題作成及び採点を行わせなければならない（法第13条の4第1項，第2項）.試験委員は厚生労働省令で定める要件を備える者のうちから選任し（法第13条の4第2項），試験委員を選任したときや試験委員に変更のあったときは厚生労働省令の定めるところによりその旨を厚生労働大臣に届け出なければならない（法第13条の4第3項）.試験委員は，試験の問題の作成及び採点について，厳正を保持し，不正の行為のないようにしなければならない（法第13条の5）.

　　　※試験事務の実施結果の報告（指定登録機関及び指定試験機関に関する省令第19条）
　　　　　指定試験機関は試験事務を実施したときは，遅滞なく，①試験実施年月日，②試験地，③受験申込者数，④受験者数を記載した報告書を厚生労働大臣に提出しなければならない（第1項）.なお，この報告書には，受験者の受験番号，氏名，生年月日，住所，試験科目ごとの成績及び合否の別，並びに合格者については合格証書の番号を記載した受験者一覧表を添えなければならない（第2項）.

　　　※試験委員の要件
　　　　　柔道整復師法に基づく指定登録機関及び指定試験機関に関する省令第16条参照

※試験委員の選任及び変更の届出

　　柔道整復師法に基づく指定登録機関及び指定試験機関に関する省令第17条参照

注）本章において，以下，厚生労働大臣の指定を受けた指定試験機関が試験事務を行う場合を，〔　　〕で付記することとする．

1）　受験資格（法第12条）

　柔道整復師となるのに必要な知識及び技能を修得したものでなければ受験することはできない．この知識及び技能は，3年以上，文部科学大臣の指定した学校，又は都道府県知事の指定した柔道整復師養成施設において柔道整復師となるのに必要な知識，技能を修得しなければならず，学校又は養成施設の入学資格は学校教育法第90条第1項の規定により大学に入学することのできる者である．

※学校教育法第90条第1項

　　大学に入学することのできる者は，高等学校若しくは中等教育学校を卒業した者若しくは通常の課程による12年の学校教育を修了した者（通常の課程以外の課程によりこれに相当する学校教育を修了した者を含む．）又は文部科学大臣の定めるところにより，これと同等以上の学力があると認められた者とする．

2）　不正行為者の受験停止等（法第13条，第13条の6）

　厚生労働大臣は，試験に関して不正の行為があった場合には，その不正行為に関係のある者について，受験を停止させ，又はその試験を無効とすることができる．さらにこの者については，期間を定めて試験を受けることができないものとすることができる（法第13条）．

　指定試験機関が試験事務を行う場合，指定試験機関は試験に関して不正の行為があった場合には，その不正行為に関係のある者について，受験を停止させることができるが，その試験を無効としたり，期間を定めて試験を受けることができないものとすることができるのは厚生労働大臣である．

※受験停止の処分の報告（指定登録機関及び指定試験機関に関する省令第20条）

　　指定試験機関は受験停止の処分をしたときは，遅滞なく厚生労働大臣に報告書を提出しなければならず，この報告書には，①処分を受けた者の氏名，生年月日及び住所，②処分の内容及び処分を行った年月日，③不正行為の内容を報告しなければならない．

※試験無効等の処分の通知（指定登録機関及び指定試験機関に関する省令第11条，第21条）

指定試験機関が試験事務を行う場合，厚生労働大臣は試験を無効とし，又は期間を定めて試験を受けることができないものとしたときは，①処分を受けた者の氏名，生年月日及び住所，②処分の内容及び処分を行った年月日を指定登録機関に通知する．

3）　試験科目，受験手続

　上記のほか，学校又は柔道整復師養成施設の指定及びその取消しに関し必要な事項は政令で，試験科目，受験手続その他試験に関し必要な事項並びに指定試験機関及びその行う試験事務の引継ぎに関し必要な事項は，省令で定める（法第14条）．
　　①試験科目（施行規則第10条）
　　　　学科試験：解剖学，生理学，運動学，病理学概論，衛生学・公衆衛生学，一般臨床医学，外科学概論，整形外科学，リハビリテーション医学，柔道整復理論，関係法規
　　②受験手続（施行規則第12条，第16条）
　　　　様式第5号による受験願書に，修業証明書又は卒業証明書並びに写真（出願前6月以内に脱帽して正面から撮影した縦6センチメートル横4センチメートルのもので，その裏面には撮影年月日及び氏名を記載すること．）を添えて厚生労働大臣〔指定試験機関〕に提出しなければならない．
　　③受験手数料（法第13条の2，第13条の6第3項，施行令第12条，施行規則第15条，施行規則第16条）
　　　　受験願書には実費を勘案して政令で定める受験手数料の額（16,500円）を国〔指定試験機関〕に納付しなければならない．
　　　　この受験手数料は，納付した者が試験を受験しなかった場合にも返還されない．
　　④試験施行期日等の公告（施行規則第11条）
　　　　試験を施行する期日及び場所並びに受験願書の提出期限は，あらかじめ，官報で公告する．

2．合格証書と合格証明書

1）　合格証書の交付
　厚生労働大臣〔指定試験機関〕は，試験に合格した者に合格証書を交付する（施行規則第13条，第16条）．

2) 合格証明書の交付

　試験に合格した者は，厚生労働大臣〔指定試験機関〕に合格証明書の交付を申請することができる．この申請をする場合には，手数料として2,950円を国〔指定試験機関〕に納めなければならない（施行規則第14条，第15条，第16条）．

> 注）指定登録機関が登録事務を行う場合，厚生労働大臣は，指定登録機関に対し，試験に合格した者の受験番号，氏名，生年月日，住所，試験に合格した年月及び合格証書の番号を記載した書類を交付するものとする（指定登録機関及び指定試験機関に関する省令第10条）．

※国家試験出題基準

　現在改訂中であり，今後，柔道整復師国家試験出題基準を改訂し試験を実施していくこととなるが，各養成施設（学校）および受験生の周知期間を考慮し，平成30年（2018年）3月31日までに公表する部分については平成32年（2020年）3月（第28回）の国家試験から実施し，平成32年（2020年）3月31日までに公表する部分については平成34年（2022年）3月（第30回）の国家試験から実施していくこととなっている．

D 第4章 業　務

1. 業務の禁止 （法第15条）

　　医師である場合を除き, 柔道整復師でなければ業として柔道整復を行ってはならない（法第15条）, と定められていることから, 柔道整復の業務は医師と柔道整復師のみに許された独占的業務である（業務独占）.

　　違反した者は50万円以下の罰金に処せられる（法第29条第1号）.

　　注1）業とするとは前述の通り, 反復継続の意思をもって施術を行うことであり, この意思があれば一回の施術でも, また報酬を受けなくとも業として行ったことになる.

　　注2）医師が柔道整復の業をできるのは, 医師の業務のなかに柔道整復の業務が含まれるからであり, 柔道整復師の免許を取得したからではない. 医師であっても柔道整復師の免許を取得するには, 学校または養成施設において必要な知識及び技能を修得し試験に合格しなければならない.

　＜名称独占と業務独占＞

　　医師法では, 医師でなければ, 医師又はこれに紛らわしい名称を用いてはならない（医師法第18条）. と定めている. これを医師の名称独占という. また, 医師でなければ, 医業をなしてはならない（医師法第17条）. と定められ, これを医師の業務独占という.

　　柔道整復師法では, 医師である場合を除き, 柔道整復師でなければ, 業として柔道整復を行ってはならない（法第15条）, として業務は独占するが, 柔道整復師以外の者が柔道整復師の名称を使用することを禁止する条文はないので, 柔道整復師は名称は独占していない.

　①名称独占も業務独占もしている資格, 免許

　　　医師, 歯科医師, 薬剤師, 診療放射線技師, 歯科衛生士, 助産師, 看護師, 准看護

師など
②名称独占のみしている資格，免許

保健師，衛生検査技師（新規の養成は行っていない），理学療法士，作業療法士など.
③業務独占のみしている資格，免許

柔道整復師，歯科技工士，はり師，きゅう師，あん摩マッサージ指圧師

2. 業務範囲

　柔道整復師の業務は，脱臼，骨折，打撲，捻挫等に対しその回復を図る施術を業として行うものである（「逐条解説」ぎょうせい参照）が，次にあげる制約のもとで，十分な効果をあげなくてはならない.

1）　施術の制限（法第17条）

　柔道整復師は，骨折，脱臼，打撲，捻挫の患部に施術をできるが，医師の同意を得た場合のほか，脱臼又は骨折の患部に施術をしてはならない. ただし，応急手当をする場合は，この限りではない.

　医師の同意を得ずに，応急手当でなく脱臼又は骨折の患部に施術をすれば30万円以下の罰金に処せられる（法第30条第2号）.

　※医師の同意

　　同意を得る医師は整形外科以外の医師でもよいが，歯科医師は含まない. また，同意を得る方法としては書面であっても口頭であっても良いが，医師が直接患者を診察することが必要である. この同意は，個々の患者が医師から得ても，施術者が直接医師から得ても良い.

　※応急手当

　　脱臼，骨折の場合に医師の診察を受けるまで放置すれば，生命または身体に重大な危害を来す恐れがあるとき，柔道整復師がその業務の範囲内において患部を一応整復する行為をいう. 止血剤を注射したり，強心剤を注射したりすることはもちろん許されず，また，応急手当の後，医師の同意を受けず引き続き施術をすることはできない.

2）　外科手術，薬品投与等の禁止（法第16条）

　柔道整復師は，外科手術を行い，又は薬品を投与し，若しくはその指示をする等の行為をしてはならない，と定められている. 外科手術，薬品投与及びその指示をする等の

行為は柔道整復師の業務範囲を越えたものであり，本来医師のみが行うことのできる医行為である．柔道整復師がそのような医行為を行うことは医師法によって禁止される（医師法第17条）．

　※医師法第17条参照

　注）柔道整復師が販売または授与の目的で調剤した場合は，薬剤師法第19条違反に問われる．

　※薬剤師法第19条参照

　※薬品投与の範囲（厚生省見解，昭和24年6月8日，医収662）
　　患部を薬品で湿布するが如きも理論上薬品の投与に含まれると解するが，その薬品使用について危険性がなく且つ柔道整復師の業務に当然伴う程度の行為であれば許されるものと解する．

3）　診療放射線の扱い

　診療放射線技師法にいう放射線とはアルファ線及びベータ線，ガンマ線，百万電子ボルト以上のエネルギーを有する電子線，エックス線などの電磁波又は粒子線をいう．

（診療放射線技師法第2条）

①診療放射線の人体照射（診療放射線技師法）

　医師，歯科医師又は診療放射線技師でなければ，放射線を人体に照射してはならず（診療放射線技師法第24条），違反すると1年以下の懲役若しくは50万円以下の罰金に処し，又はこれを併科する（同法第31条第1号）．また，診療放射線技師は，医師又は歯科医師の具体的指示を受けなければ放射線を人体に照射することはできず（同法第26条第1項），違反すると6か月以下の懲役若しくは30万円以下の罰金に処し，又はこれを併科する（同法第34条）．したがって，柔道整復師が診療放射線技師免許を取得しても医師等の指示なしにはエックス線撮影をすることはできない．つまりは，柔道整復師としてではなく，診療放射線技師として人体に照射するということである．

②診療放射線の照射場所（診療放射線技師法）

　診療放射線技師は，診察した医師又は歯科医師の指示を受けて，出張して百万電子ボルト未満のエックス線を照射する場合か，健康診断などで医師又は歯科医師の立会いの下に百万電子ボルト未満のエックス線を照射する場合を除いて，病院又は診療所以外の場所で人体への放射線の照射をすることはできない（同法第26条第2項）．
　また，放射線は人体に対する影響が大きいため，放射線装置を設置するにあたって，

様々の規制が医療法（施行規則）により規定されている．

　したがって，施術所内にエックス線装置を設置することはできず，また，施術所内で当然にエックス線撮影することもできない．

　　注）レントゲン写真を読影して，診断をすることは医行為に該当するものであるから，柔道整復師がレントゲン写真によって診断を行えば，医師法違反となる．なお，人体にエックス線を照射する行為も同様に違法行為となる．

3. 秘密を守る義務 (法第17条の2)

　柔道整復師は，正当な理由がなくその業務上知り得た人の秘密を漏らしてはならない．免許を取消されるなどで柔道整復師でなくなった後においても，この業務上知り得た秘密を守る義務（守秘義務）は課せられる．これに違反すると50万円以下の罰金に処せられる（法第29条第2号）．

　　注1）医師にも守秘義務は課せられているが，これは身分法である医師法ではなく，刑法により規定され，処罰される．

　　※刑法第134条第1項
　　　医師，薬剤師，医薬品販売業者，助産師，弁護士，弁護人，公証人又はこれらの職にあった者が，正当な理由がないのに，その業務上取り扱ったことについて，知り得た人の秘密を漏らしたときは，6月以下の懲役又は10万円以下の罰金に処する．

　　注2）柔道整復師や医師が，その業務上知り得た人の秘密を漏らした罪は親告罪であり，被害者が告訴することを必要とする（法第29条第2項，刑法第135条）．
　　注3）秘密とは，いまだ他者に知られていない内容であり，医療と関わらない内容も含む．そして，その秘密が漏らされることで本人に不利益があることが，本義務違反となる（告訴において：親告罪）．なお，守秘義務は，職を辞しても，免許証を喪失してもなくなるわけではない．

4. 都道府県知事の指示 (法第18条)

　都道府県知事（保健所を設置する市又は特別区にあっては，市長又は区長．以下同じ．）は，衛生上害を生ずるおそれがあると認めるときは，柔道整復師に対し，その業務に関

して必要な指示をすることができる．この指示に関して，医師の団体は都道府県知事に意見を述べることができる．

この指示に違反した場合は30万円以下の罰金に処せられる（法第30条第3号）．

注）衛生上害を生じるおそれ，とは，例えば，施術の方法又は施術の対象が明らかに不適当である場合や施術によって他の疾病を伝染する恐れがある場合，などである．

5. 緊急時における厚生労働大臣の事務執行 （法第25条）

法第18条第1項の規定により都道府県知事の権限に属するものとされている事務は，緊急の必要があると厚生労働大臣が認める場合にあっては，厚生労働大臣又は都道府県知事が行うものとする．この場合においては，この法律の規定中，都道府県知事に関する規定（当該事務に係るものに限る．）は，厚生労働大臣に関する規定として厚生労働大臣に適用があるものとする．

2　前項の場合において，厚生労働大臣又は都道府県知事が当該事務を行うときは，相互に密接な連携の下に行うものとする．

E　第5章　施術所

学習のポイント
✳施術所の開設，休止等の要件を知る．
✳施術所の構造設備基準を知る．

1. 施術所の届出

1)　施術所を開設したとき （法第19条第1項）

　施術所を開設した者（柔道整復師に限らない）は，開設後10日以内に，施行規則第17条で定める事項を施術所の所在地の都道府県知事（保健所を設置する市又は特別区にあっては，市長又は区長）に届け出なければならない．届出事項に変更が生じたときも同様に届け出なければならない．

　　※届出事項（施行規則第17条）
　　　①開設者の氏名及び住所（法人については，名称及び主たる事務所の所在地）
　　　②開設の年月日
　　　③名称
　　　④開設の場所
　　　⑤業務に従事する柔道整復師の氏名
　　　⑥構造設備の概要及び平面図

　注）施術所の開設者は，必ずしも柔道整復師の免許を有している者でなければならないという規定はなく，何人でも施術所を開設することができる．ただし，開設される施術所には業務に従事する柔道整復師がいなければならないことはいうまでもない．

2)　施術所を休止，廃止又は再開したとき （法第19条第2項）

　施術所を開設した者は，その施術所を休止又は廃止した日から10日以内に，施術所の所在地の都道府県知事（保健所を設置する市又は特別区にあっては，市長又は区長）に，休止又は廃止の旨を届け出なければならない．休止した施術所を再開したときも，再開の旨を同様に届け出なければならない．

　注1)　開設者が婚姻などで氏名を変更したときは，開設者は同一人であるから，届出事

項の変更を届け出ることになるが，譲渡や相続などで開設者が別の人に変った場合には，はじめに施術所を開設した者が施術所の廃止を届け出，新たに施術所を開設する者が改めて開設の届出をしなければならない．

注2）施術所の開設者は自己の意思によりいつでもその業務を停止し，施術所を一定期間休止することができる．

注3）施術所を廃止する場合には，開設者の意思による場合，開設者の死亡または失踪の宣告による場合，開設した法人の解散などによる場合などがある．

3)　罰則（法第30条第6号）

施術所の開設，休止，廃止，再開の届出や，届出事項の変更の届出をしなかったり，又は虚偽の届出をした者は，30万円以下の罰金に処せられる．

注）両罰規定（法第32条）

法人の代表者又は法人若しくは人の代理人，使用人その他の従事者が，この開設等の届出や届出事項の変更の届出（法第19条第1項，第2項）をしなかったり，虚偽の届出をしたときは，行為者を罰するほか，その法人又は人に対しても同じ刑を科せられる．

2. 施術所の構造設備等（法第20条）

施術所の構造設備は，厚生労働省令で定める基準に適合したものでなければならず，施術所の開設者は，当該施術所につき，厚生労働省令で定める衛生上必要な措置を講じなければならない．

1)　施術所の構造設備基準（施行規則第18条）

①6.6平方メートル以上の専用の施術室を有すること．
②3.3平方メートル以上の待合室を有すること．
③施術室は室面積の7分の1以上に相当する部分を外気に開放し得ること．
　ただし，これに代わるべき適当な換気装置があるときはこの限りでない．
④施術に用いる器具，手指等の消毒設備を有すること．

2)　衛生上必要な措置（施行規則第19条）

①常に清潔に保つこと．
②採光，照明及び換気を充分にすること．

3. 施術所に対する監督

施術所に対する監督は，施術所所在地の都道府県知事が行う．

注）保健所の設置については，地域保健法第5条に保健所は都道府県，地方自治法に定める指定都市，中核市その他の政令に定める市又は特別区が，これを設置すると定めている．

都道府県（47）

指定都市（20市）

札幌市，仙台市，千葉市，横浜市，川崎市，名古屋市，京都市，大阪市，神戸市，広島市，北九州市，福岡市，さいたま市，静岡市，堺市，新潟市，浜松市，岡山市，相模原市，熊本市

1）　報告及び検査 （法第21条）

都道府県知事（保健所を設置する市又は特別区にあっては市長又は区長）は必要があると認めるときは，施術所の開設者若しくは柔道整復師に対し必要な報告を求めることができる．また，その職員により，施術所の構造設備若しくは衛生上の措置の実施状況を，立入検査させることができる（法第21条第1項）．

立入検査をする職員は，その身分を示す証明書を携帯し，関係人の請求があったときは，これを提示しなければならない（法第21条第2項）．また，この立入検査の権限は犯罪捜査のため認められたものと解してはならない（法第21条第3項）．

この報告をしなかったり，虚偽の報告をしたり，又は，検査を拒み，妨げ若しくは忌避した者は，30万円以下の罰金に処せられる（法第30条第7号）．

注1）職員が携帯する身分を示す証明書は，様式第6号による．（施行規則第20条）

注2）両罰規定（法第32条）

法人の代表者又は法人若しくは人の代理人，使用人その他の従事者が，この法第21条第1項の規定による報告をせず，若しくは虚偽の報告をし，又は同項の規定による職員の検査を拒み，妨げ，若しくは忌避（法第30条第7号）したときは，行為者を罰するほか，その法人又は人に対しても刑を科する．

2）　施術所の使用制限等 （法第22条）

施術所の構造設備が基準（法第20条第1項，施行規則第18条）に適合していないか，

衛生上必要な措置（法第20条第2項，施行規則第19条）が講じられていないときは，都道府県知事（保健所を設置する市又は特別区にあっては，市長又は区長）は，施術所の開設者に対し，次の旨を命ずることができる．

　　①期間を定めて，当該施術所の全部又は一部の使用制限又は禁止

　　②当該構造設備の改善

　　③当該衛生上の措置を講ずべき旨

　この処分又は命令に違反した者は，30万円以下の罰金に処せられる（法第30条第4号）．

　　注）両罰規定（法第32条）

　　　　法人の代表者又は法人若しくは人の代理人，使用人その他の従事者が，この第22条に定める処分又は命令に違反行為をしたときは，行為者を罰するほか，その法人又は人に対しても刑を科する．

F　第6章　雑　則

学習のポイント
✳広告制限について理解する.
✳施術所等の名称制限について理解する.

1.　広　告

1)　広告の制限（法第24条）

　柔道整復の業務又は施術所に関しては，何人も，文書その他いかなる方法によるを問わず，次に掲げる事項を除くほか，広告をしてはならない.

　　①柔道整復師である旨並びにその氏名及び住所

　　　※柔道整復師である旨に含まれる表現として「柔道整復師（厚生労働大臣免許）」と広告することは差し支えない.

　　②施術所の名称，電話番号及び所在の場所を表示する事項

　　　※施術所の名称には利用者が柔道整復の業務であることがわかる（接骨）ような名称を付け，開設者を明らかにするため，開設者の姓や法人名を使用することが望まれる.

　　　また，FAX番号，地図，案内図，経路案内なども差し支えない.

　　③施術日又は施術時間

　　④その他厚生労働大臣が指定する事項

　　　※また，法令，通知等に記載がないが，療養費支給申請ができることから「捻挫，打撲，脱臼，骨折」の広告については可能と考えられるところであるが，今後の法制度の明確な進展が望まれる.

◎柔道整復師法第24条第1項第4号の規定に基づく広告し得る事項の指定

（平成11.3.29厚告70）

　柔道整復師法（昭和45年法律第19号）第24条第1項第4号の規定に基づき，柔道整復の業務または施術所に関して広告しうる事項を次のように定め，平成11年4月1日から適用し，昭和45年7月厚生省告示第245号（柔道整復師法第24条第1項第4号の規定に基づき広告し得る事項を指定する件）は，平成11年3月31日限り廃止する.

　　1.　ほねつぎ（又は接骨）

2．柔道整復師法第19条第1項前段の規定による届出をした旨

施術所の開設届を都道府県知事に届出た旨．

3．医療保険療養費支給申請ができる旨（骨折又は脱臼の患部の施術に係る申請については医師の同意が必要な旨を明示する場合に限る．）

「医療保険療養費支給申請取り扱い（骨折，脱臼の施術は要医師の同意）」など骨折，脱臼の応急手当に対しては医師の同意が必要でない旨は示す必要はなく，また，療養費の支給は保険者の判断で決定されるもので，柔道整復師が行った全ての施術に療養費の支給が認められるというような誤解を招かない表現にすること．

4．予約に基づく施術の実施

予約施術の実施，予約制施術の実施，予約受付時間「平日○○時〜○○時予約受付」，予約受付用電話番号，等．

5．休日又は夜間における施術の実施

休日施術の実施，夜間施術の実施，休日夜間施術の実施，休日又は夜間施術の受付時間及び問合せ用電話番号，等．

6．出張による施術の実施

出張施術の実施，訪問施術の実施，等．

7．駐車設備に関する事項

駐車設備の有無，駐車施設の位置，収容可能台数，駐車料金，等．

また，①及び②に掲げる事項について広告する場合においても，その内容は柔道整復師の技能，施術方法又は経歴に関する事項にわたってはならない（法第24条第2項）．

したがって，「○○にて10年間研修」，「腰痛によく効く」，「○○県試験合格」，「○○式牽引法」，「○○研究会理事」，「○○学会々員」，「○○学校卒業」，などは広告することができない．

④のその他事項として，「健康保険取扱い」，「各種保険取扱い」などは広告することができない．

これら広告の制限に違反した者は30万円以下の罰金に処せられる（法第30条第5号）．

※広告を制限する理由

患者の立場からすれば，正確な情報量が多いほど施術所の選択が容易になるが，広告とは，本来，自己宣伝のためにするもので，主観的・不正確な内容になりがちである．ともすれば，自己に有利な事項のみ強調したり，誇大な広告や虚偽の広告とならないとも限らない．一般的に，患者は専門知識に乏しく，また疾患による苦痛を回避したい欲求は，一般商品を欲する欲求より強いものであるから，広告による影響が大きいものと考えられる．万一，不当な広告により失敗した場合も，一般商品と異なり，人命や機能

障害などは代償の困難なものであることが多い．したがって，広告を当事者間の問題として，自由にさせることは適当でなく，客観性と正確性を維持できうるように広告できる事項を限定し，広告を制限する．

注1)「広告」とは随時又は継続してある事項を不特定多数に誘引の目的をもって知らせることをいい，その方法としては，看板，印刷物などいかなる方法によるとを問わない．

注2) 広告の制限の適用を受けるのは施術者（柔道整復師）に限らず，「何人も」である．

注3) 両罰規定（第32条）

　　法人の代表者又は法人若しくは人の代理人，使用人その他の従事者が，この第24条に規定する広告の制限に違反する行為をしたときは，行為者を罰するほか，その法人又は人に対しても刑を科する．

　　＊広告ではないが，「柔道整復師の施行に係る療養費について」（平成22年5月24日付保発第0524第2号）の訂正通知（平成25年4月24日保発第0424第2号）がだされ，受領委任契約を締結した管理柔道整復師は，施術所内の見やすい場所に，管理柔道整復師及び勤務する柔道整復師の氏名を掲示することとなった．

2)　名称の制限

　患者が，誤解をすることのないように，施術所等の名称には使用を禁止されているものがある．

　①医師法に違反するもの

医師でない者は，医師又はこれに紛らわしい名称を用いることは禁止されている（医師法第18条）．したがって，「接骨医」，「整骨医」，「東洋医学医」など「医」を付けた名称を用いてはならない．

　②医療法に違反するもの

施術所には，病院，診療所，助産所と紛らわしい名称を附けてはならない（医療法第3条）．また，病院等であっても医療法に定められた診療科名以外は使用することができない（医療法第6条の6，同法施行令第3条の2）のであるから，定められた診療科目を使用することはできない．

　この医療法に違反するものの例として，「○○治療院」，「○○接骨科療院」，「○○柔道整復科治療院」などがある．

　＊現状においては，「整骨院」の名称で開業している施術所も多いが，行政上の判断で許容されているだけであり，法的には現在も許されてはいない．したがって国家試験等で正式な表記を求められる場合では，「整骨院」を使用することはできない．法令と現状の認識が，早期に一致することが望まれる．

　　注）単に業務の種類を明記しただけのものならばよい.

　　　　（例）「○○柔道整復院」,「○○接骨院」

　　※医療法第３条第１項（類似名称の使用制限）参照

　　※広告することができる診療科名
　　　医療法第６条の６参照
　　　医療法施行令第３条の２参照

　　※病院（医療法第１条の５第１項）参照
　　※診療所（医療法第１条の５第２項）参照

2.　経過措置の制定 <small>（法第 25 条の 3）</small>

　　柔道整復師法の規定に基づき政令や省令などの命令を制定したり改廃する場合には,
その命令のなかに経過措置を定めることができることを明文化し,経過措置をとりやす
くした.ただし,この経過措置も合理的に必要と判断される範囲のものに限られる.

G 第7章 罰 則

学習のポイント
＊罪刑法定主義について理解する.
＊各罰則について知る.
＊両罰規定について理解する.

1. 罪刑法定主義

　どのような行為をしたり，あるいはしなかったとき（不作為）に，どのような刑罰が科せられるのかがはっきりと示されていないと国民の人権は保障されない. 犯罪とする行為を定め，刑罰を科す旨を定めた成文の法律がなければ，処罰することができないとする原則を罪刑法定主義という. この原則から，刑罰が成文で定められたとき以前になされた行為に対しては，その刑罰が科せられないものとする刑罰不遡及主義（事後立法の禁止）などの原則が派生する. また，法律の委任がない限り，命令に罰則を設けることはできない.

　現在，わが国で科せられている刑罰には，死刑のほか，身体を拘束する自由刑（懲役，禁錮，拘留）と，金銭を剥奪する財産刑（罰金，科料）とがある.

　※懲役（刑法第12条，第14条）
　　刑事施設に拘置して所定の刑務作業（定役）を行わせるもの. 有期と無期とがあり，有期は1か月以上，20年以下で，加重，軽減により上限30年，下限は1か月未満にすることができる.

　※禁錮（刑法第13条）
　　刑事施設に拘置するが，定役は科さない（請願により作業に従事することはできる）. 懲役と同様に有期（1か月以上20年以下）と無期とがあるが，禁錮は過失犯や破廉恥的動機によらない犯罪に科されるのを原則とする.

　※有期の懲役および禁錮の加減の限度（刑法第14条）
　　死刑または無期の懲役もしくは禁錮を減軽して有期の懲役または禁錮とする場合においては，その長期を30年とする. 有期の懲役または禁錮を加重する場合においては30年にまで上げることができ，これを減軽する場合においては1か月未満に下げることができる.

※拘留（刑法第16条）

　　1日以上30日未満の期間，刑事施設（通常は代用監獄として警察留置場）に拘置する．軽微な犯罪に科されるが，現状はあまり用いられていない．

注）勾留

　　罪証隠滅や逃亡などのおそれのある被疑者や被告人を刑事手続上，警察留置場に拘禁するもので，未決勾留ともいい，刑罰である拘留とは異なる．

※罰金（刑法第15条）

　　1万円以上とし，これを軽減する場合は，1万円未満に下げることができる．罰金を完納できない者は1日以上2年以下の期間，労役場に留置される（法第18条第1項）．

※科料（刑法第17条）

　　最も軽い刑罰で，千円以上，1万円未満とする．科料を完納できない者は1日以上30日以下の期間，労役場に留置される（法第18条第2項）．

※執行猶予（刑法第25条）

　　以前に禁錮以上の刑に処せられたことがないなどの一定の要件を備えている者が，3年以下の懲役若しくは禁錮又は50万円以下の罰金の言渡しをうけたとき，情状により裁判が確定した日から1年以上5年以下の期間，刑の執行を猶予することができる．

注）死刑，懲役，禁錮，罰金，拘留及び科料を主刑とし，没収を付加刑とする（刑法第9条）．なお，主刑の軽重はこの順序による（刑法第10条第1項前段）．

2. 柔道整復師法に定められる罰則

1）　指定登録機関役員等の秘密保持義務違反（法第26条）

　　指定登録機関の役員若しくは職員や指定試験機関の役員（試験委員を含む）若しくは職員でそれぞれの登録事務や試験事務に関して知り得た秘密を漏らした者（法第8条の7第1項違反，法第13条の7における準用）は，1年以下の懲役又は50万円以下の罰金に処せられる．退職などで役員，職員等でなくなっていたとしても，以前にこれらの職にあったときに知り得た秘密を漏らした者は同様に処罰される．

注）登録事務や試験事務に関する秘密保持義務違反については，親告罪の規定がない．したがって，法第29条第1項第2号に定める柔道整復の業務に関する人の秘密保持義務違反とは性格が異なるものである．

2) 指定登録機関又は指定試験機関の事務停止命令違反

(法第27条)

　厚生労働大臣は指定登録機関や指定試験機関に対して，登録事務や試験事務の停止を命ずることができる（法第8条の13第2項，法第13条の7における準用）が，この停止命令に違反した場合，その違反行為をした役員又は職員は，1年以下の懲役又は50万円以下の罰金に処せられる．

3) 1年以下の懲役又は50万円以下の罰金に処せられるもの

(法第28条)

①不正の採点をした柔道整復師試験委員.

　　注1) 試験委員は罰則の適用については，法令により公務に従事する職員とみなされる（法第8条の7第2項，第13条の7）．したがって，公務執行妨害・職務強要（刑法第95条），公文書偽造（刑法第155条），公務員職権濫用（刑法第193条），収賄・受託収賄・事前収賄（刑法第197条）などの適用については公務員として扱われる.

　　注2) 試験委員は，試験の問題の作成及び採点について厳正を保持し不正の行為のないようにしなければならない（法第11条第2項，第13条の5）．採点について不正の行為があった場合は，法第28条により刑を科せられるが，不用意な問題作成や不注意な採点をしたなどの厳正を保持しなかったことに対する刑罰や問題の作成についての不正の行為に対する刑罰は規定されていない．これらの点に関しては，例えば，問題の作成にあたって問題を漏らした場合は，秘密保持義務違反（法第26条）により，また，問題の作成にあたって賄賂を収受した場合には収賄の罪（刑法第197条）により罰せられることになる.

4) 50万円以下の罰金に処せられるもの (法第29条)

①医師以外の者で，無免許で柔道整復を業とした者（法第15条違反）.

②正当な理由なしに業務上知り得た人の秘密を漏らした柔道整復師（法第17条の2違反）．柔道整復師の免許を喪失した後であっても処罰される．ただし，この罪は被害者の告訴がなければ公訴を提起することができない親告罪である（法第29条第2項）.

③虚偽又は不正の事実に基づいて免許を受けた者.

5) 30万円以下の罰金に処せられるもの (法第30条)

①厚生労働大臣が命じた業務の停止命令に違反した者（法第8条第1項違反）.

②柔道整復師が医師の同意を得ずに脱臼または骨折の患部に施術をした者（法第

17条違反).

③都道府県知事(保健所を設置する市又は特別区にあっては市長又は区長. 以下④,
⑦において同じ.)によりなされた,業務に関して必要な指示に違反した者(法
第18条第1項違反).

④都道府県知事の行う施術所の使用制限や使用禁止処分,構造設備の改善命令,衛
生上の措置を構ずべき旨の命令に違反した当該施術所の開設者(法第22条違
反).

⑤広告の制限に違反した者(法第24条違反).

⑥施術所の開設,休止,廃止,再開の届出をしなかった者,又は虚偽の届出をした
者(法第19条違反).

⑦都道府県知事が,必要があると認めるときに,施術所の開設者若しくは柔道整復
師に対し求める必要な報告をせず又は虚偽の報告をした者又は都道府県知事が必
要があると認めるときに,その職員によりなさせる立入検査を拒み,妨げ,若し
くは忌避した者(法第21条第1項違反).

⑧次のいずれかに該当するとき,その違反行為をした指定登録機関や指定試験機関
の役員又は職員(法第31条).

　(1)　厚生労働省令で定める登録事務や試験事務に関する帳簿を備えなかった
　　り,厚生労働省令で定める記載をしなかったり,虚偽の記載をしたり,帳簿
　　を保存しなかったとき(法第8条の8(法第13条の7において準用する場
　　合を含む.)違反).

　(2)　厚生労働大臣が指定登録機関や指定試験機関に必要なときにさせる報告を
　　しなかったり,虚偽の報告をしたとき(法第8条の10(第13条の7におい
　　て準用する場合を含む.)違反).

　(3)　厚生労働大臣が必要があると認めるときに,その職員によりなさせる指定
　　登録機関や指定試験機関の事務所への立入検査を拒み,妨げ若しくは忌避し
　　たり,質問に対する陳述をしなかったり,虚偽の陳述をしたとき(法第8条
　　の11第1項(第13条の7において準用する場合を含む.)違反).

　(4)　指定登録機関や指定試験機関がその事務を休止したり廃止するときに受け
　　なければならない厚生労働大臣の許可を受けないで,登録事務や試験事務の
　　全部を廃止したとき(法第8条の12(第13条の7において準用する場合を
　　含む.)違反).

3. 両罰規定 <small>(法第 32 条)</small>

　　柔道整復師法に違反する行為は個々の人がするのであるが，違反行為をした行為者本人を罰するのみでなく，行為者を使用している人や法人にも刑を科すことがある．法人や人の業務に関して，次の違反行為を，法人の代表者又は法人若しくは人の代理人，使用人その他の従事者がしたときは，行為者を罰するほか，その法人や人に対しても同じ刑を科する．

1)　法第 22 条の規定に基づく処分又は命令に違反したとき
<small>(法第 30 条第 4 号)</small>

　　上記 2 の 5)④に同じ.

2)　法第 24 条の規定に違反したとき <small>(法第 30 条第 5 号)</small>

　　上記 2 の 5)⑤に同じ.

3)　法第 19 条第 1 項又は第 2 項の規定による届出をせず，又は虚偽の届出をしたとき <small>(法第 30 条第 6 号)</small>

　　上記 2 の 5)⑥に同じ.

4)　法第 21 条第 1 項の規定による報告をせず，若しくは虚偽の報告をし，又は同項の規定による職員の検査を拒み，妨げ，若しくは忌避したとき <small>(法第 30 条第 7 号)</small>

　　上記 2 の 5)⑦に同じ.

H　第8章　指定登録機関及び指定試験機関

学習のポイント
＊指定登録機関の規定を知る.
＊指定試験機関の規定を知る.

1. 指定登録機関

　　厚生労働大臣は，厚生労働省令で定めるところにより，その指定する者に登録事務を行わせることができる（法第8条の2）. 厚生労働大臣は，この指定登録機関を指定したときは，その旨を官報に公示し（法第8条の18第1号），自ら登録事務を行わないものとする（法第8条の17）. 自ら行っていた登録事務を行わないこととする旨も官報に公示する（法第8条の18第4号）.

　　　※**厚生労働大臣による登録事務の実施**（法第8条の17第2項）
　　　　　指定登録機関を指定したときでも，次の場合には厚生労働大臣が登録事務の全部又は一部を自ら行うものとする.
　　　　①指定登録機関が，厚生労働大臣の認可を受け，登録事務の全部又は一部を休止したとき
　　　　②厚生労働大臣が，指定登録機関に対し登録事務の全部又は一部の停止を命じたとき
　　　　③天災その他の事由により，指定登録機関が登録事務の全部又は一部を実施するのが困難となった場合において必要があると認めるとき

　注）厚生労働大臣は，指定登録機関を指定するにあたって，必要最小限度で，かつ，不当な義務を課することのない条件を付し，及びこれを変更することができる（法第8条の14）. この条件に違反したときは，指定を取り消し，又は登録事務の停止を命ずることができる（法第8条の13）. 登録事務の停止命令にも違反したときは，1年以下の懲役又は50万円以下の罰金に処する（法第27条）.

　注）柔道整復師法第8条の2第1項及び第13条の3第1項に規定する指定登録機関及び指定試験機関に関する省令（厚生省令第90号・平成13年3月10日）により指定登録機関として柔道整復研修試験財団が指定を受けている.

1) 指定登録機関が登録事務を行う場合の規定の適用

　柔道整復師名簿を備えるのは，厚生労働省ではなく，指定登録機関となる．また，厚生労働大臣は免許証を交付せず，厚生労働大臣が免許を与えたときは，指定登録機関は柔道整復師免許証明書を交付することになる（法第8条の6）．

　柔道整復師名簿の登録や免許証，免許証明書の記載事項の変更若しくは再交付を受けようとする者は，実費を勘案して政令で定める額の手数料を指定登録機関に納付しなければならない（同条第2項）．この手数料は指定登録機関の収入となる（同条第3項）．

　※指定登録機関の行う登録事務
　①柔道整復師免許の申請を受け，免許証明書を交付する．
　②柔道整復師名簿を備え，柔道整復師の免許に関する事項を登録する．
　③柔道整復師名簿の訂正の申請を受け，名簿を訂正する．
　④柔道整復師名簿の登録の消除の申請を受け，登録を消除し，その旨並びにその理由及び年月日を名簿に登録し，免許証又は免許証明書の返納を受ける．
　⑤厚生労働大臣が，柔道整復師免許の取り消しや業務の停止処分をしたとき，名簿に登録する．免許取り消しのときは，免許証又は免許証明書の返納を受ける．
　⑥厚生労働大臣が再免許を与えたときは，その旨を名簿に登録する．
　⑦免許証明書の書き換え交付の申請を受け，免許証明書の書き換え交付をし，その旨並びにその理由及び年月日を名簿に登録する．
　⑧免許証明書の再交付の申請を受け，免許証明書の再交付をし，その旨並びにその理由及び年月日を名簿に登録する．
　注1）指定登録機関は，事業年度の各四半期における登録状況を厚生労働大臣に報告しなければならない（省令第8条）．
　注2）指定登録機関は，虚偽又は不正の事実に基づいて登録を受けた者に関し，厚生労働大臣に報告しなければならない（省令第9条）．
　注3）厚生労働大臣は，指定登録機関に対し，柔道整復師国家試験に合格した者の氏名等を通知し（省令第10条），試験を無効としたときも，その処分を通知する（省令第11条）．また，柔道整復師免許の取り消しや，業務停止の処分をしたとき，又は再免許を与えたときも所定の事項を通知する（省令第12条）．

2) 秘密保持義務

　指定登録機関の役員や職員は登録事務に関して知り得た秘密を現職のときはもちろん，退職後も漏らしてはならず（法第8条の7），登録事務に従事する役員や職員は，罰則の適用については，法令により公務に従事する職員とみなされる（同条第2項）．

　秘密保持義務に違反すると，1年以下の懲役又は50万円以下の罰金に処せられる（法第26条）．

注）この登録事務に関する秘密保持義務違反については，親告罪の規定がない.

3)　指定登録機関がした処分等に係る審査請求 （法第8条の16）

　指定登録機関が行う登録事務に係る処分に不服がある者やその不作為について不服の
ある者は，審査請求を厚生労働大臣に対しすることができる. 指定登録機関に対する異
議申立てはできない（行政不服審査法第6条）.

　※不作為

　　不作為とは，行政庁が法令に基づく申請に対し，相当の期間内になんらかの処分その
他公権力の行使に当たる行為をすべきにかかわらず，これをしないことをいう（行政不
服審査法第2条第2項）.

注）処分には，各本条に特別の定めがある場合を除くほか，公権力の行使に当たる事実上
の行為で，人の収容，物の留置その他その内容が継続的性質を有するものが含まれるも
のとする（行政不服審査法第2条第1項）.

2.　指定試験機関

　厚生労働大臣は，厚生労働省令で定めるところにより，その指定する者に試験事務を
行わせることができる（法第13条の3）. 厚生労働大臣は，この指定試験機関を指定し
たときは，その旨を官報に公示し（法第8条の18第1号，法第13条の7），自ら試験
事務を行わないものとする（法第8条の17，法第13条の7）. 自ら行っていた試験事
務を行わないとする旨も官報に公示する（法第8条の18第4号，法第13条の7）.

注）厚生労働大臣による試験事務の実施と指定試験機関を指定したときの試験事務の実施
については，指定登録機関に関する規定を準用する.

注）柔道整復師法第8条の2第1項及び第13条の3第1項に規定する指定登録機関及び
指定試験機関に関する省令（厚生省令第90号・平成13年3月10日）により指定試験
機関として柔道整復研修試験財団が指定を受けている.

1)　秘密保持義務

　指定登録機関の規定を準用する.

I　第9章　附　則

学習のポイント
＊免許の特例について知る.
＊受験資格の特例について知る.

1. 免許の特例

1)　内地以外の地で柔道整復術の免許鑑札を得た者に対する特例（法附則第9項）

　第二次大戦後の事情を考慮し, 昭和20年8月15日以後に内地に引き揚げた者に対しては, 試験に合格しなくとも都道府県知事は, その履歴を審査して, 免許を与えることができた. ただし, この特例は平成2年3月31日を限りに廃止された.

2)　旧法の規定による免許及び免許証

　旧法の規定により, 都道府県知事が与える免許を受けた者は, 新法の規定により柔道整復師の免許を受けた者とみなされる（法附則第7条）.

　また, 旧法により交付された免許証も新法の規定により交付された免許証とみなされる（法附則第8条）.

2. 受験資格の特例（法附則第6条）

　新法施行（平成2年4月1日）により, 柔道整復師国家試験の受験資格は, 大学に入学することのできる者で, 3年以上, 文部科学大臣の指定した学校又は厚生労働大臣の指定した柔道整復師養成施設において必要な知識及び技能を修得すること（法第12条）となった.

　ただし, 新法施行の際に, 既に旧法の規定により知識及び技能の修得を終えている者, 及び旧法の規定による学校や養成施設に在学中の者で, 新法施行後にその修得を終えた者は, 試験を受けることができる. この新法施行の際に在学中の者が修得を終えるまでの間は, 学校又は養成施設に関して, 旧法の規定によってなされた文部大臣又は厚生大臣の指定は有効である.

III

関係法規

A　医療従事者の資格法

学習のポイント

✳医療従事者の資格法の差異を知る.

✳医師法の免許と業務について理解する.

✳保健師, 助産師, 看護師の業務の違いを理解する.

✳診療放射線技師の人体照射に関する業務内容を知る.

✳理学療法士と作業療法士の業務上の差異を知る.

✳薬剤師の業務について知る.

1. 医師法

　医師の資格及び業務に関する近代的な法制のはじまりは, 古くは明治7（1874）年に発布された医制（同年文部省達）からである. その後, 医療機関の整備と併行して中央の統一的規制の方向が進められ, 試験制度の整備と免許制度の確立が行われた（明治12年医師試験規則, 明治16年医師免許規則, 医師開業試験規則）. 明治39（1906）年に至り, 従来の医師に関する規則が集大成され,（旧）医師法が制定された. 昭和17（1942）年に至り, 国民医療法が制定され, 旧医師法をはじめとする医療関係者に関する法制は同法に吸収され, 一つの体系に収められた.

　昭和23（1948）年, 国民医療法に吸収されていた医療関係に関する法制が分離されて, 現在の医師法が制定された.

　本法は, 制定以後数次の改正を経て現在に至っているが, 最近における主要な改正は,

　昭和43（1968）年のインターン制の廃止と，臨床研修制度の創設，平成12（2000）年の臨床研修の必修化である．

　医師は医療の頂点に立つ資格であり，医行為を全て行うことができるが，厳しい資格要件や義務が課せられている．また，医師は柔道整復師の業務を行うことができるが，柔道整復師の免許を受けなければ柔道整復師の身分を得ることはできない．

1)　医師の任務（医師法第1条）

　医師は,医療及び保健指導を掌ることによって公衆衛生の向上及び増進に寄与し,もって国民の健康な生活を確保するものとする．

国等の医師の資質向上のための責務（第1条の2）

　国，都道府県，病院又は診療所の管理者，学校教育法（昭和22年法律第26号）に基づく大学（以下単に「大学」という．），医学医術に関する学術団体，診療に関する学識経験者の団体その他の関係者は，公衆衛生の向上及び増進を図り，国民の健康な生活を確保するため，医師がその資質の向上を図ることができるよう，適切な役割分担を行うとともに，相互に連携を図りながら協力するよう努めなければならない．

2)　免許（医師法第2条）

　医師になろうとする者は，医師国家試験に合格し，厚生労働大臣の免許を受けなければならない．

3)　免許の絶対的欠格事由（医師法第3条）

　未成年者には，免許を与えない．

4)　免許の相対的欠格事由（医師法第4条）

次の各号のいずれかに該当する者には，免許を与えないことがある．

　　1　心身の障害により医師の業務を適正に行うことができない者として厚生労働省令で定めるもの（視覚，聴覚，音声機能若しくは言語機能又は精神機能障害）

　　2　麻薬，大麻又はあへんの中毒者

　　3　罰金以上の刑に処せられた者

　　4　前号に該当する者を除くほか，医事に関し犯罪又は不正の行為のあった者

5)　免許の取消，業務停止及び再免許（医師法第7条・第7条の2）

　医師が第4条各号のいずれかに該当し，又は医師としての品位を損するような行為のあったときは，厚生労働大臣は，次に掲げる処分をすることができる．

　　　　1　戒告

　　　　2　3年以内の医業の停止

　　　　3　免許の取消し

2　前項の規定による取消処分を受けた者（第4条第3号若しくは第4号に該当し，又は医師としての品位を損するような行為のあった者として前項の規定による取消処分を受けた者にあっては，その処分の日から起算して5年を経過しない者を除く．）であっても，その者が取消の理由となった事項に該当しなくなったとき，その他その後の事情により再び免許を与えるのが適当であると認められるに至ったときは，再免許を与えることができる．

　厚生労働大臣は，前条第1項第1号若しくは第2号に掲げる処分を受けた医師又は同条第3項の規定により再免許を受けようとする者に対し，医師としての倫理の保持又は医師として具有すべき知識及び技能に関する研修として厚生労働省令で定めるもの（「再教育研修」）を受けるよう命ずることができる．

6)　医師国家試験の受験資格 （医師法第11条）

　大学において，医学の正規の課程（6年間）を修めて卒業した者，医師国家試験予備試験に合格した者で合格した後一年以上の診療及び公衆衛生に関する実地修練を経たものなどである．

7)　臨床研修 （医師法第16条の2）

　診療に従事しようとする医師は，2年以上，都道府県知事の指定する病院又は外国の病院で厚生労働大臣の指定するものにおいて，臨床研修を受けなければならない．

2　前項の規定による指定は，臨床研修を行おうとする病院の開設者の申請により行う．

3　厚生労働大臣又は都道府県知事は，前項の申請に係る病院が，次に掲げる基準を満たすと認めるときでなければ，第1項の規定による指定をしてはならない．

　　　　1　臨床研修を行うために必要な診療科を置いていること．

　　　　2　臨床研修の実施に関し必要な施設及び設備を有していること．

　　　　3　臨床研修の内容が，適切な診療科での研修の実施により，基本的な診療能力を身に付けることのできるものであること．

　　　　4　前3号に掲げるもののほか，臨床研修の実施に関する厚生労働省令で定める基準に適合するものであること．

4　厚生労働大臣又は都道府県知事は，第1項の規定により指定した病院が臨床研修を行うについて不適当であると認めるに至つたときは，その指定を取り消すことができる．

5　厚生労働大臣は，第1項の規定による指定をし，若しくは前項の規定による指定の

取消しをしようとするとき，又は第3項第4号の厚生労働省令の制定若しくは改廃の立案をしようとするときは，あらかじめ，医道審議会の意見を聴かなければならない．

6　都道府県知事は，第1項の規定による指定をし，又は第4項の規定による指定の取消しをしようとするときは，あらかじめ，医療法（昭和23年法律第号）第30条の23第1項に規定する地域医療対策協議会（以下「地域医療対策協議会」という．）の意見を聴かなければならない．

7　都道府県知事は，前項の規定により地域医療対策協議会の意見を聴いたときは，第1項の規定による指定又は第4項の規定による指定の取消しに当たり，当該意見を反映させるよう努めなければならない．

臨床研修を受ける医師の定員（医師法第16条の3）

厚生労働大臣は，毎年度，都道府県ごとの研修医（臨床研修病院（前条第1項に規定する都道府県知事の指定する病院をいう．第3項及び次条第1項において同じ．）において臨床研修を受ける医師をいう．以下この条及び第16条の8において同じ．）の定員を定めるものとする．

2　厚生労働大臣は，前項の規定により研修医の定員を定めようとするときは，あらかじめ，医道審議会の意見を聴かなければならない．

3　都道府県知事は，第1項の規定により厚生労働大臣が定める都道府県ごとの研修医の定員の範囲内で，毎年度，当該都道府県の区域内に所在する臨床研修病院ごとの研修医の定員を定めるものとする．

4　都道府県知事は，前項の規定により研修医の定員を定めようとするときは，医療法第5条の2第1項に規定する医師の確保を特に図るべき区域における医師の数の状況に配慮しなければならない．

5　都道府県知事は，第3項の規定により研修医の定員を定めようとするときは，あらかじめ，その内容について厚生労働大臣に通知しなければならない．

6　都道府県知事は，前項の規定による通知をしようとするときは，あらかじめ，地域医療対策協議会の意見を聴かなければならない．

7　都道府県知事は，前項の規定により地域医療対策協議会の意見を聴いたときは，第3項の規定により研修医の定員を定めるに当たり，当該意見を反映させるよう努めなければならない．

臨床研修修了者の登録（医師法第16条の4）

厚生労働大臣は，第16条の2第1項の規定による臨床研修を修了した者について，その申請により，臨床研修を修了した旨を医籍に登録する．

2　厚生労働大臣は，前項の登録をしたときは，臨床研修修了登録証を交付する．

国等の医療提供体制の確保に配慮した医師の研修の実施のための責務（医師法第16条

の 7）

　国，都道府県，病院又は診療所の管理者，大学，医学医術に関する学術団体，診療に関する学識経験者の団体その他の関係者は，医療提供体制（医療法（昭和 23 年法律第205 号）第 30 条の 3 第 1 項に規定する医療提供体制をいう．次条第 1 項において同じ．）の確保に与える影響に配慮して医師の研修が行われるよう，適切な役割分担を行うとともに，相互に連携を図りながら協力するよう努めなければならない．

8）　医師でない者の医業禁止（医師法第 17 条）

　医師でなければ，医業をなしてはならない．

　医学を専攻する学生が大学が共用する試験として厚生労働省が定めるものに合格すれば，臨床実習において医師の指導監督下で医業を行うことができる（法第 17 条の 2）．その場合，臨床実習で行う医業についても，正当な理由がある場合を除き，その業務上知り得た人の秘密を他に漏らしてはならない（法第 17 条の 3）．

9）　名称の使用制限（医師法第 18 条）

　医師でなければ，医師又はこれに紛らわしい名称を用いてはならない．

10）応招義務等（医師法第 19 条）

　診療に従事する医師は，診察治療の求めがあった場合には，正当な事由がなければ，これを拒んではならない（法第 19 条第 1 項）．また，診断書，若しくは検案書，又は出生証明書，若しくは死産証書の交付の求めがあった場合にも正当な事由なしにはこれを拒んではならない（法第 19 条第 2 項）．正当な事由とは，医師の不在又は病気等により事実上診療が不可能な場合等に限られ，単に軽度の疲労の程度をもって診療を拒むことはできないものとされる．また，医業報酬が不払いであっても，直ちにこれを理由として，診療を拒むことはできない．

　　資料　いわゆる医師の応招義務に関する規定等
　　○医師法（昭和 23 年法律第 201 号）
　　第 19 条　診療に従事する医師は，診察治療の求があつた場合には，正当な事由がなければ，
　　　これを拒んではならない．
　　2　（略）
　　○病院診療所の診療に関する件（昭和 24 年 9 月 10 日医発第 752 号）
　　　　　　　　　　　　　　　　　　　　　　　　（各都道府県知事あて厚生省医務局長通知）
　　　最近東京都内の某病院において，緊急収容治療を要する患者の取扱に当たり，そこに勤務する一医師が空床がないことを理由として，これが収容を拒んだために，治療が手遅れ

となり，遂に本人を死亡するに至らしめたとして問題にされた例がある．診療に従事する医師又は歯科医師は，診療のもとめがあった場合には，これに必要にして十分な診療を与えるべきであることは，医師法第19条又は歯科医師法第19条の規定を俟つまでもなく，当然のことであり，仮りにも患者が貧困等の故をもって，十分な治療を与えることを拒む等のことがあってはならないことは勿論である．

　病院又は診療所の管理者は自らこの点を戒めるとともに，当該病院又は診療所に勤務する医師，歯科医師その他の従業者の指導監督に十分留意し，診療をもとめる患者の取扱に当っては，慎重を期し苟も遺憾なことのないようにしなければならないと考えるので，この際貴管内の医師，歯科医師及び医療機関の長に対し左記の点につき特に御留意の上十分右の趣旨を徹底させるよう御配慮願いたい．

記

1　患者に与えるべき必要にして十分な診療とは医学的にみて適正なものをいうのであって，入院を必要としないものまでをも入院させる必要のないことは勿論である．

2　診療に従事する医師又は歯科医師は医師法第19条及び歯科医師法第19条に規定してあるように，正当な事由がなければ患者からの診療のもとめを拒んではならない．而して何が正当な事由であるかは，それぞれの具体的な場合において社会通念上健全と認められる道徳的な判断によるべきであるが，今ここに一，二例をあげてみると，

　(1)　医業報酬が不払であっても直ちにこれを理由として診療を拒むことはできない．

　(2)　診療時間を制限している場合であっても，これを理由として急施を要する患者の診療を拒むことは許されない．

　(3)　特定人例えば特定の場所に勤務する人々のみの診療に従事する医師又は歯科医師であっても，緊急の治療を要する患者がある場合において，その近辺に他の診療に従事する医師又は歯科医師がいない場合には，やはり診療の求めに応じなければならない．

　(4)　天候の不良等も，事実上往診の不可能な場合を除いては「正当の事由」には該当しない．

　(5)　医師が自己の標榜する診療科名以外の診療科に属する疾病について診療を求められた場合も，患者がこれを了承する場合は一応正当の理由と認め得るが，了承しないで依然診療を求めるときは，応急の措置その他できるだけの範囲のことをしなければならない．

3　大病院等においては，受付を始めとし，事務系統の手続が不当に遅れたり，或いはこれらのものと医師との連絡が円滑を欠くため，火急を要する場合等において，不慮の事態を惹起する虞があり，今回の例もかくの如きものに外ならないのであるから，この点特に留意する必要がある．

○所謂医師の応招義務について

【照会】昭和30年7月26日 厚生省医務課長あて長野県衛生部長照会

　最近県下に別紙のような事件が発生しましたが，このことについて次のとおり疑義があ

りますので何分の御回答を願いたく報告をかねてお伺いします.

記

1　別紙に掲げた各医師の不応招理由は医師法第 19 条に定める正当な理由と認められるかどうか.（別紙　略）
2　正当な理由と認められないときはどんな措置をとられるか.

【回答】昭和 30 年 8 月 12 日医収第 755 号 長野県衛生部長あて厚生省医務局医務課長回答
　昭和 30 年 7 月 26 日 30 医第 908 号をもって照会のあった標記の件について，下記の通り回答する.

記

1　医師法第 19 条にいう「正当な事由」のある場合とは，医師の不在又は病気等により事実上診療が不可能な場合に限られるのであって，患者の再三の求めにもかかわらず，単に軽度の疲労の程度をもってこれを拒絶することは，第 19 条の義務違反を構成する.然しながら，以上の事実認定は慎重に行われるべきであるから，御照会の事例が正当な事由か否かについては，更に具体的な状況をみなければ，判定困難である.
2　医師が第 19 条の義務違反を行った場合には罰則の適用はないが，医師法第 7 条にいう「医師としての品位を損する行為のあったとき」にあたるから，義務違反を反覆するが如き場合において同条の規定により医師免許の取消又は停止を命ずる場合もありうる.

11）無診察治療等の禁止（医師法第 20 条）

　医師は，自ら診察しないで治療をし，若しくは診断書若しくは処方せんを交付し，自ら出産に立ち会わないで出生証明書若しくは死産証書を交付し，又は自ら検案しないで検案書を交付してはならない.但し，診療中の患者が受診後 24 時間以内に死亡した場合に交付する死亡診断書については，この限りではない.

※死亡診断書
　　診療中の患者が死亡した場合に交付されるもの.死亡の際に立ち会っていなかった場合にも交付できるが，死亡後，改めて診察するのを原則とする.但し，診療中の患者が受診後 24 時間以内に死亡した場合に交付する死亡診断書については，その診療を行っていた医師は，死後診察を行わなくても書くことができる.

※死体検案書
　　診療中の患者以外の者が死亡した場合に，死後その死体を検案して交付されるものである.診療中の患者であっても，交通事故など診療に係る傷病と関連しない原因で死亡した場合には，その診療を行っていた医師が書く場合でも，死体検案書を交付する.

※診断書と施術証明書

　　診断書とは，医師が診察に基づいて患者の健康状態を判断したものを記載した文書のことをいい，医師のみが書けるものである．柔道整復師等は診断をすることはできないので，診断書は書けないが，施術した事実や施術を施した日等を記載した施術証明書を書くことは構わない．

　　また，施術証明書に診断名を記載することはできないが，医師が診断した疾病名をそのまま転記すること等は差し支えない．

12) 保健指導 （医師法第 23 条）

　医師は，診療をしたときは，本人又はその保護者に対し，療養の方法その他保健の向上に必要な事項の指導をしなければならない．

13) 診療録の記載及び保存 （医師法第 24 条）

　医師は，診察をしたときは，遅滞なく診療に関する事項を診療録に記載しなければならない．また，5 年間これを保存しなければならない．

2. 歯科医師法

　　歯科医師の資格及び業務に関する近代的な法制のはじまりは，医師と同様に明治 7 （1874）年に発布された医制（同年文部省達）からである．当時は歯科医師と医師との区別が行われておらず，歯科医師は医師の一種として扱われていた．

　　その後，医療機関の整備と併行して中央の統一的規制の方向が進められ，試験制度の整備と免許制度の確立が行われたが，明治 39 年に至り，従来の医師（歯科医師）に関する規則が集大成され，（旧）歯科医師法が制定され，ここにはじめて医師から明確に区別された歯科医師の身分制度が成立した．昭和 17 年に至り，国民医療法が制定され，旧歯科医師法も旧医師法等医療関係者に関する法制は同法とともに同法の体系に吸収された．

　　昭和 23 （1948）年，国民医療法に吸収されていた医療関係に関する法制が分離され，現在の歯科医師法が制定され，医師法に準じた規定が定められている．

1) 歯科医師の任務 （歯科医師法第 1 条）

　歯科医師は，歯科医療及び保健指導を掌ることによって公衆衛生の向上及び増進に寄与し，もって国民の健康な生活を確保するものとする．

2)　免許（歯科医師法第 2 条）

　歯科医師になろうとする者は，歯科医師国家試験に合格し，厚生労働大臣の免許を受けなければならない．

3)　免許の絶対的欠格事由（歯科医師法第 3 条）

　未成年者には，免許を与えない．

4)　免許の相対的欠格事由（歯科医師法第 4 条）

　次の各号のいずれかに該当する者には，免許を与えないことがある．

　　1　心身の障害により歯科医師の業務を適正に行うことができない者として厚生労働省令で定めるもの（視覚，聴覚，音声機能若しくは言語機能又は精神機能障害）

　　2　麻薬，大麻又はあへんの中毒者

　　3　罰金以上の刑に処せられた者

　　4　前号に該当する者を除くほか，医事に関し犯罪又は不正の行為のあった者

5)　免許の取消，業務停止及び再免許（歯科医師法第 7 条・第 7 条の 2）

　歯科医師が，第 3 条に該当するときは，厚生労働大臣は，その免許を与えない．また第 7 条で免許の取消等は，以下のとおりである．

1　歯科医師が第 4 条各号のいずれかに該当し，又は歯科医師としての品位を損するような行為のあったときは，厚生労働大臣は，次に掲げる処分をすることができる．

　　　1　戒告

　　　2　3 年以内の歯科医業の停止

　　　3　免許の取消し

2　前項の規定による取消処分を受けた者（第 4 条第 3 号若しくは第 4 号に該当し，又は歯科医師としての品位を損するような行為のあった者として前項の規定による取消処分を受けた者にあっては，その処分の日から起算して 5 年を経過しない者を除く.）であっても，その者ががその取消の理由となった事項に該当しなくなったとき，その他その後の事情により再び免許を与えるのが適当であると認められるに至ったときは，再免許を与えることができる．

　厚生労働大臣は，前条第 1 項第 1 号若しくは第 2 号に掲げる処分を受けた歯科医師又は同条第 3 項の規定により再免許を受けようとする者に対し，歯科医師としての倫理の保持又は歯科医師として具有すべき知識及び技能に関する研修として厚生労働省令で定めるもの（「再教育研修」）を受けるよう命ずることができる．

6)　臨床研修（歯科医師法第16条の2）

　診療に従事しようとする歯科医師は，1年以上，歯学若しくは医学を履習する課程を置く大学に付属する病院（歯科医業を行わないものを除く.）又は厚生労働大臣の指定する病院若しくは診療所において，臨床研修を受けなければならない（平成18年4月1日施行）.

7)　歯科医師でない者の歯科医業の禁止（歯科医師法第17条）

　歯科医師でなければ，歯科医業をなしてはならない.

　歯学を専攻する学生が大学が共用する試験として厚生労働省が定めるものに合格すれば，臨床実習において歯科医師の指導監督下で歯科医業を行うことができる（法第17条の2）. その場合，臨床実習で行う医業についても，正当な理由がある場合をのぞき，その業務上知り得た人の秘密を他に漏らしてはならない（法第17条の3）.

8)　名称の使用制限（歯科医師法第18条）

　歯科医師でなければ，歯科医師又はこれに紛らわしい名称を用いてはならない.

3.　保健師助産師看護師法

　それぞれ保健婦規則〔昭和16（1941）年〕，産婆規則〔明治32（1899）年〕，看護婦規則〔大正4（1915）年〕により免許制度が設けられていたが，昭和23（1948）年保健婦助産婦看護婦法として制定された.

1)　定義

　保健師とは，厚生労働大臣の免許を受けて，保健師の名称を用いて，保健指導に従事することを業とする者をいう（法第2条）. 助産師とは，厚生労働大臣の免許を受けて，助産又は妊婦，じょく婦若しくは新生児の保健指導を行うことを業とする女子をいう（法第3条）. 看護師とは，厚生労働大臣の免許を受けて，傷病者若しくはじょく婦に対する療養上の世話又は診療の補助を行うことを業とする者をいう（法第5条）. 准看護師とは，都道府県知事の免許を受けて，医師，歯科医師又は看護師の指示を受けて，看護師と同様のことを業とする者をいう（法第6条）.

2)　免許

　保健師になろうとする者は，保健師国家試験及び看護師国家試験に合格し，厚生労働

大臣の免許を受けなければならない（法第7条第1項）．助産師になろうとする者は，助産師国家試験及び看護師国家試験に合格し，厚生労働大臣の免許を受けなければならない（法第7条第2項）．看護師になろうとする者は，看護師国家試験に合格し，厚生労働大臣の免許を受けなければならない（法第7条第3項）．准看護師になろうとする者は，准看護師試験に合格し，都道府県知事の免許を受けなければならない（法第8条）．保健師助産師看護師法では，欠格事由として相対的欠格事由が規定されている（法第9条）．

3）　受験資格

　保健師等の受験資格は，法改正により2010年4月から次のように改正される．

　保健師国家試験の受験資格は，文部科学大臣の指定した学校において1年（法改正前に現に在校の者は6月）以上保健師になるのに必要な学科を修めた者又は厚生労働大臣の指定した保健師養成所を卒業した者（法第19条）などに認められる．

　助産師国家試験の受験資格は，文部科学大臣の指定した学校において1年（法改正前に現に在校の者は6月）以上助産に関する学科を修めた者，厚生労働大臣の指定した助産師養成所を卒業した者（法第20条）などに認められる．

　看護師国家試験の受験資格は，文部科学省令・厚生労働省令で定める基準に適合するものとして，文部科学大臣の指定した学校教育法に基づく大学（短期大学を除く．）において看護師になるために必要な学科を修めて卒業した者（当分の間，卒業した者，その他3年以上の当該学科を修めた者，とする．），文部科学省令・厚生労働省令で定める基準に適合するものとして，文部科学大臣の指定した学校において3年以上看護師になるのに必要な学科を修めた者（法第21条）などに認められる．准看護師の受験資格は，文部科学省令・厚生労働省令で定める基準に適合するものとして，文部科学大臣の指定した学校において2年の看護に関する学科を修めた者，文部科学省令・厚生労働省令で定める基準に適合するものとして，厚生労働大臣の定める基準に従い，都道府県知事の指定した准看護師養成所を卒業した者（法第22条）などに認められる．

　この看護職の法改正については，看護師の受験資格そのものを変更するものではないが，4年制大学を明記し，将来の4大化への道を明確にしたものといえる．また，保健師・助産師の修業年限を6月から1年に延長し，質の向上を図っている．他の法改正としては，「看護師等の人材確保の促進に関する法律」の一部改正を伴い，看護職本人の責務として，卒後の臨床研修その他の研修の受講に努めることが規定され，同時に国は看護職の人材確保の基本指針の中に研修などの枠組みを定めるとともに，必要な財政やそのほかの措置を行うよう努める責務があるとした．さらに，病院などの開設者にも研修実施と，看護職の受講機会の確保への配慮に努める義務があるとしている．このような職能の質の向上に関する法改正は「柔道整復師法」にも必要であろう．

4) 名称独占

　保健師でない者は，保健師又はこれに類似する名称を用いて，保健指導を業としては
ならない（法第29条）．これに違反した者は，2年以下の懲役若しくは50万円以下の
罰金に処せられ，又はこれを併科される（法第43条）．保健師でない者は，保健師又
はこれに紛らわしい名称を使用してはならない（第42条の3）．助産師でない者は，助
産師又はこれに紛らわしい名称を使用してはならない（第42条の3第2項）．看護師
でない者は，看護師又はこれに紛らわしい名称を使用してはならない（第42条の3第
3項）．准看護師でない者は，准看護師又はこれに紛らわしい名称を使用してはならな
い（第42条の3第4項）．これらに違反した者は，30万円以下の罰金に処する（第45
条の2）．助産師，看護師又は准看護師でない者はそれぞれの業務をしてはならない（法
第30条，第31条，第32条）．これに違反した者は，2年以下の懲役（令和7年6月
16日までの刑法改正施行日より拘禁刑となる）若しくは50万円以下の罰金に処せられ，
又はこれを併科される（法第43条第1号）．

5) 業務

　助産師が病院又は診療所以外の場所で乳汁の分泌促進又は分泌過多の乳汁うっ滞によ
る疼痛緩和の目的で，乳房マッサージを業とする場合（昭和35年6月13日医発468）
については，妊婦又はじょく婦に対して保健指導の範囲で行うものであれば，助産師の
本来の業務内容の一部であって，助産師は法第38条（じょく婦，新生児等に異常があ
る場合）に規定する場合を除いては，医師の指示等を受けないでこれを行うことができ，
傷病者又はじょく婦に対して療養上の世話又は診療の補助の範囲で行うものであれば，
看護師の業務として，法第31条第2項（保健師及び助産師は第5条に規定する業をな
すことができる）の規定により，これを行うことができる．

　なお平成27（2015）年10月からは，厚生労働大臣が指定する研修機関において一定
の基準に適合する研修を受け，手順書により行う診療の補助での特定行為が認められた．

　＊特定行為の例：褥瘡の壊死組織の除去，中心静脈カテーテルの抜去，胃ろうカテー
テル・ボタンの交換，気管カニューレの交換等．

4. 診療放射線技師法

　この法律は，昭和26（1951）年に診療エックス線技師法として制定され，昭和43
（1968）年，一部改正が行われ，診療放射線技師の制度が創設された．しかし，その後
の医療技術の高度化の中で診療エックス線技師に対する必要性が次第に薄れてきたた

め，昭和 58（1983）年，診療エックス線技師制度が一定の経過措置を伴って廃止された．

1）定義

　診療放射線技師とは，厚生労働大臣の免許を受けて，医師又は歯科医師の指示の下に放射線を人体に対して照射することを業とする者をいう（法第 2 条第 2 項）．診療放射線技師になろうとする者は，診療放射線技師国家試験に合格し，厚生労働大臣の免許を受けなければならない（法第 3 条第 1 項）．

　診療放射線技師国家試験の受験資格は，学校教育法第 90 条第 1 項の規定により大学に入学することができる者で文部科学大臣が指定した学校または都道府県知事が指定した診療放射線技師養成所において，3 年以上診療放射線技師として必要な知識及び技能の修習を終えたもの（法第 20 条第 1 項）などに与えられる．診療放射線技師法では，欠格事由として相対的欠格事由が規定されている（法第 4 条）．

2）業務

　医師，歯科医師又は診療放射線技師でなければ，放射線を人体に照射してはならない（法第 24 条第 1 項）．また，診療放射線技師でなければ，診療放射線技師という名称又はこれに紛らわしい名称を用いてはならない（法第 25 条）．診療放射線技師は，医師又は歯科医師の具体的な指示を受けなければ，放射線を人体に対して照射してはならない（法第 26 条第 1 項）．また，診療放射線技師は，病院又は診療所以外の場所においてその業務を行ってはならない．ただし，医師又は歯科医師が診察した患者について，その医師又は歯科医師の指示を受け，出張して一定エネルギー未満のエックス線を照射する場合や多数の者の健康診断を一時に行う場合において，胸部エックス線検査等で一定エネルギー未満のエックス線を照射する場合はこの限りでない（同条第 2 項第 2 号）．

　診療放射線技師は，放射線を人体に対して照射したときは，照射録を作成し，その指示をした医師又は歯科医師の署名を受けなければならない（法第 28 条）．

　いわゆる「医療介護総合確保推進法」「医療法施行令の一部を改正する政令」（平成 27 年政令第 46 号）「診療放射線技師法施行規則及び臨床検査技師等に関する法律施行規則の一部を改正する省令」（平成 27 年厚生労働省令第 18 号）により，業務範囲の見直しがなされた．

　これにより，診療放射線技師法第 24 条の 2 第 2 項において，診療放射線技師の業務（人体に対する放射線の照射及び MRI 等を用いた検査）に関連する行為として厚生労働省令で定めるもの（医師又は歯科医師の具体的指示を受けて行うものに限る）が新たに業務範囲に追加され，厚生労働省令で定めるものとして以下の行為が規定された．

　①静脈路に造影剤注入装置を接続する行為（静脈路確保のためのものを除く），造影

剤を投与するために当該造影剤注入装置を操作する行為（医師や看護師等の立会いの下），当該造影剤の投与が終了した後に抜針及び止血を行う行為

②下部消化管検査のために肛門にカテーテルを挿入する行為，当該カテーテルから造影剤及び空気を注入する行為

③画像誘導放射線治療のために肛門にカテーテルを挿入する行為，当該カテーテルから空気を吸引する行為

5.　臨床検査技師等に関する法律

　この法律は，昭和33（1958）年に衛生検査技師法として制定された．その後患者の身体に直接作用する生理学的検査の重要性が増加してきたため，昭和45（1970）年，法の一部改正により新たに臨床検査技師の資格制度が設けられた．その後，医療及び検査技術の高度化に伴い，業として検査を行う者の質を担保し，検査の正確性を確保する等のため，平成17（2005）年，法の一部改正（平成18年4月1日施行）により衛生検査技師の資格が廃止された．なお，現に衛生検査技師の免許を受けている者又は旧法第3条第2項の規定による衛生検査技師の免許を受けることができる者で，平成22年度の末日までの申請により衛生検査技師の免許を受けた者は，衛生検査技師の名称を用いて，旧法第2条第2項に規定する業をすることができる．

1）　定義

　臨床検査技師とは，厚生労働大臣の免許を受けて，臨床検査技師の名称を用いて，医師等の指導監督の下に，人から排出され又は採取された検体の検査として厚生労働省令に定めるもの及び政令で定める生理学的検査を行うことを業とする者をいう（法第2条）．

2）　免許

　臨床検査技師の免許は，臨床検査技師国家試験に合格した者に対して与えられる（法第3条）．臨床検査技師国家試験の受験資格は，学校教育法第90条第1項の規定により大学に入学することができる者で文部科学大臣が指定した学校又は厚生労働大臣の指定した臨床検査技師養成所において，3年以上臨床検査技師として必要な知識及び技能を修得したもの（法第15条第1号）などに認められる．臨床検査技師等に関する法律では，欠格事由として相対的欠格事由が規定されている（法第4条）．

3）　名称独占

　臨床検査技師でない者は，臨床検査技師という名称を使用してはならない（法第20条）．これに違反した者は，30万円以下の罰金に処せられる（法第24条第2号）．

4）　業務

　臨床検査技師は，保健師助産師看護師法第31条第1項及び第32条の規定にかかわらず，診療の補助として，次に掲げる行為（第1号，第2号及び第4号に掲げる行為にあつては，医師又は歯科医師の具体的な指示を受けて行うものに限る．）を行うことを業とすることができる．

　　　1　採血を行うこと．
　　　2　検体採取を行うこと．
　　　3　第2条の厚生労働省令で定める生理学的検査を行うこと．
　　　4　前3号に掲げる行為に関連する行為として厚生労働省令で定めるものを行うこと．

　また，前項の規定は，第8条第1項の規定により臨床検査技師の名称の使用の停止を命ぜられている者については，適用しない（法第20条の2）．

　業務は病院，診療所以外に衛生検査所（法第20条の3）でも都道府県知事への登録において行える．

　この衛生検査所の登録制度について，利用者自らが採取した検体について民間事業者が血糖値や中性脂肪などの生化学的検査を行う事業（以下「検体測定事業」という．）については，診療の用に供する検体検査を伴わないことから，診療の用に供さない検体測定事業（検体の生化学的検査）を行う施設を「検体測定室」として，衛生検査所の登録を不要とすることとなった（臨床検査技師等に関する法律第20条の3第1項の規定に基づき厚生労働大臣が定める施設の一部を改正する件（平成26年厚生労働省告示第156号））．これにより，法的位置づけが不明瞭ともされた薬局等で自己採取した検体による生化学的検査が，法的に明確となった．

6. 理学療法士及び作業療法士法

　この法律は，昭和40（1965）年に制定された．

1）　定義

　理学療法士とは，厚生労働大臣の免許を受けて，理学療法士の名称を用いて，医師の

指示の下に，理学療法を行なうことを業とする者をいう（法第2条第3項）．

　ここで理学療法とは，身体に障害のある者に対し，主としてその基本的動作能力の回復を図るため，治療体操その他の運動を行なわせ，及び電気刺激，マッサージ，温熱その他の物理的手段を加えることをいう（法第2条第1項）．また，作業療法士とは，厚生労働大臣の免許を受けて，作業療法士の名称を用いて，医師の指示の下に，作業療法を行なうことを業とする者をいう（法第2条第4項）．ここで作業療法とは，身体又は精神に障害のある者に対し，主としてその応用的動作能力又は社会的適応能力の回復を図るため，手芸，工作その他の作業を行なわせることをいう（法第2条第2項）．

2）　業務

　診療の補助は，保健師助産師看護師法の規定により看護師及び准看護師の独占業務とされているが，理学療法士又は作業療法士は，診療の補助として理学療法又は作業療法を行うことを業とすることができることとなっている（法第15条第1項）．この保健師助産師看護師法第31条第1項及び第32条の規定にかかわらず，診療の補助として行えるという業務を一部業務独占と解する場合があるが，原則的には名称独占とされている．また理学療法士が病院若しくは診療所において医師の具体的指示を受けて理学療法として行うマッサージについても，あん摩マッサージ指圧師の業務独占に関する特例が認められている（法第15条第2項）．

3）　免許，他

　理学療法士又は作業療法士になろうとする者は，理学療法士国家試験又は作業療法士国家試験に合格し，厚生労働大臣の免許を受けなければならない（法第3条）．理学療法士国家試験又は作業療法士国家試験の受験資格は，学校教育法第90条第1項の規定により大学に入学することができる者で文部科学大臣が指定した学校又は都道府県知事の指定した養成施設において，3年以上必要な知識及び技能を修得したもの（法第11条，同第12条）などに認められる．理学療法士及び作業療法士法では，欠格事由として相対的欠格事由が規定されている（法第4条）．理学療法士でない者は，理学療法士という名称又は機能療法士その他理学療法士に紛らわしい名称を使用してはならない（法第17条第1項）．作業療法士でない者は，作業療法士という名称又は職能療法士その他作業療法士に紛らわしい名称を使用してはならない（法第17条第2項）．これらに違反した者は，30万円以下の罰金に処せられる（法第22条第2号）．

7. 視能訓練士法

　この法律は，昭和 46 (1971) 年に制定された．

　視能訓練士とは，厚生労働大臣の免許を受けて，視能訓練士の名称を用いて，医師の指示の下に，両眼視機能に障害のある者に対するその両眼視機能の回復のための矯正訓練及びこれに必要な検査を行なうことを業とする者をいう（法第 2 条）．

　視能訓練士になろうとする者は，視能訓練士国家試験に合格し，厚生労働大臣の免許を受けなければならない（法第 3 条）．視能訓練士国家試験の受験資格は，学校教育法第 90 条第 1 項の規定により大学に入学することができる者で文部科学大臣が指定した学校または都道府県知事が指定した視能訓練士養成所において，3 年以上視能訓練士として必要な知識及び技能を修得したもの（法第 14 条第 1 号）などに認められる．視能訓練士法では，欠格事由として相対的欠格事由が規定されている（法第 4 条）．視能訓練士でない者は，視能訓練士という名称又はこれに紛らわしい名称を使用してはならず，これに違反した者は，30 万円以下の罰金に処せられる（法第 20 条，第 24 条第 2 号）．

8. 言語聴覚士法

　この法律は，平成 9 (1997) 年に制定された．

　言語聴覚士とは，厚生労働大臣の免許を受けて，言語聴覚士の名称を用いて，音声機能，言語機能又は聴覚に障害のある者についてその機能の維持向上を図るため，言語訓練その他の訓練，これに必要な検査及び助言，指導その他の援助を行うことを業とする者をいう（法第 2 条）．ただし，診療の補助として行う行為は医師の指示により行わなければならない（法第 42 条）．

　言語聴覚士になろうとする者は，言語聴覚士国家試験に合格し，厚生労働大臣の免許を受けなければならない（法第 3 条）．言語聴覚士国家試験の受験資格は，学校教育法第 90 条第 1 項の規定により大学に入学することができる者その他その者に準ずるものとして厚生労働省令で定める者で，文部科学大臣が指定した学校又は都道府県知事が指定した言語聴覚士養成所において，3 年以上言語聴覚士として必要な知識及び技能を修得したもの（法第 33 条）などに認められる．言語聴覚士法では欠格事由として相対的欠格事由が規定されている（法第 4 条）．言語聴覚士でない者は，言語聴覚士又はこれに紛らわしい名称を使用してはならない（法第 45 条）．これに違反した者は，30 万円以下の罰金に処せられる（法第 51 条第 2 号）．

9. 臨床工学技士法

　　この法律は，昭和 62（1987）年に制定された.

　　臨床工学技士とは，厚生労働大臣の免許を受けて，臨床工学技士の名称を用いて医師の指示の下に，生命維持管理装置の操作〔生命維持管理装置の先端部の身体への接続又は身体からの除去であって政令で定めるもの（1. 人工呼吸装置のマウスピース，鼻カニューレその他の先端部の身体への接続又は身体からの除去　2. 血液浄化装置の穿刺針その他の先端部のシャントへの接続又はシャントからの除去　3. 生命維持管理装置の導出電極の皮膚への接続又は皮膚からの除去）を含む.〕及び保守点検を行うことを業とする者をいう（法第 2 条第 2 項）. また臨床工学技士は，保健師助産師看護師法第 31 条第 1 項及び第 32 条の規定にかかわらず，診療の補助として生命維持管理装置の操作及び生命維持管理装置を用いた治療において当該治療に関連する医療用の装置（生命維持管理装置を除く.）の操作（当該医療用の装置の先端部の身体への接続又は身体からの除去を含む.）として厚生労働省令で定めるもの（医師の具体的な指示を受けて行うものに限る.）を行うことを業とすることができる（法第 37 条）.

　　臨床工学技士になろうとする者は，臨床工学技士国家試験に合格し，厚生労働大臣の免許を受けなければならない（法第 3 条）. 臨床工学技士では，欠格事由として相対的欠格事由が規定されている（法第 4 条）. 臨床工学技士でない者は，臨床工学技士又はこれに紛らわしい名称を使用してはならない（法第 41 条）.

10. 義肢装具士法

　　この法律は，昭和 62（1987）年に制定された.

　　義肢装具士とは，厚生労働大臣の免許を受けて，義肢装具士の名称を用いて医師の指示の下に，義肢及び装具の装着部位の採型並びに義肢及び装具の製作及び身体への適合を行うことを業とする者をいう（法第 2 条第 3 項）.

　　「義肢」とは，上肢又は下肢の全部又は一部に欠損のある者に装着して，その欠損を補てんし，又はその欠損により失われた機能を代替するための器具器械をいう（第 2 条第 1 項）.

　　「装具」とは，上肢又は下肢の全部若しくは一部又は体幹の機能に障害のある者に装着して，当該機能を回復させ，若しくはその低下を抑制し，又は当該機能を補完するための器具器械をいう（第 2 条第 2 項）.

　義肢装具士は, 保健師助産師看護師法第31条第1項及び第32条の規定にかかわらず, 診療の補助として義肢及び装具の装着部位の採型並びに義肢及び装具の身体への適合を行うことを業とすることができる (法第37条).

　義肢装具士になろうとする者は, 義肢装具士国家試験に合格し, 厚生労働大臣の免許を受けなければならない (法第3条). 義肢装具士法では, 欠格事由として相対的欠格事由が規定されている (法第4条). 義肢装具士でない者は, 義肢装具士又はこれに紛らわしい名称を使用してはならない (法第41条).

11. 救急救命士法

　この法律は, 平成3 (1991) 年に制定された.

1) 定義

　救急救命士とは, 厚生労働大臣の免許を受けて, 救急救命士の名称を用いて医師の指示の下に, 救急救命処置を行うことを業とする者をいう (法第2条第2項).

　「救急救命処置」とは, その症状が著しく悪化するおそれがあり, 若しくはその生命が危険な状態にある傷病者 (以下この項並びに第44条第2項及び第3項において「重度傷病者」という.) が病院若しくは診療所に搬送されるまでの間又は重度傷病者が病院若しくは診療所に到着し当該病院若しくは診療所に入院するまでの間 (当該重度傷病者が入院しない場合は, 病院又は診療所に到着し当該病院又は診療所に滞在している間. 同条第2項及び第3項において同じ.) に, 当該重度傷病者に対して行われる気道の確保, 心拍の回復その他の処置であって, 当該重度傷病者の症状の著しい悪化を防止し, 又はその生命の危険を回避するために緊急に必要なものをいう (法第2条第1項).

2) 免許・欠格事由

　救急救命士になろうとする者は, 救急救命士国家試験に合格し, 厚生労働大臣の免許を受けなければならない (法第3条).

　救急救命士法では, 欠格事由として相対的欠格事由が規定されている (法第4条).

　救急救命士でない者は, 救急救命士又はこれに紛らわしい名称を使用してはならない (法第48条).

3）業務

　救急救命士は，保健師助産師看護師法第31条第1項及び第32条の規定にかかわらず，診療の補助として救急救命処置を行うことを業とすることができる（法第43条）が，医師の具体的な指示を受けなければ，厚生労働省令で定める救急救命処置を行ってはならず（法第44条第1項），また，救急用自動車その他の重度傷病者を搬送するためのものであって厚生労働省令で定めるもの以外の場所においてその業務を行ってはならない．ただし，救急用自動車等に乗せるまでの間又は医療施設に入院するまでの間において救急救命処置を行うことが必要と認められる場合は，この限りではない（法第44条第2項）．

　救急救命士は，救急救命処置を行ったときは，遅滞なく厚生労働省令で定める事項を救急救命処置録に記載し，厚生労働省令で定める機関に勤務する救急救命士のした救急救命処置に関するものはその機関につき厚生労働大臣が指定する者において，その他の救急救命処置に関するものはその救急救命士において，その記載の日から5年間，これを保存しなければならない（法第46条）．

　注）法第44条第1項の厚生労働省令で定める救急救命処置
　　施行規則第21条
　　法第44条第1項の厚生労働省令で定める救急救命処置は，重度傷病者（その症状が著しく悪化するおそれがあり，又はその生命が危険な状態にある傷病者をいう．以下次条において同じ．）のうち心肺機能停止状態の患者に対するものであって，次に掲げるものとする．
　　1　厚生労働大臣の指定する薬剤を用いた静脈路確保のための輸液
　　2　厚生労働大臣の指定する器具による気道確保
　　3　厚生労働大臣の指定する薬剤（エピネフリン）の投与

12. 歯科衛生士法

　この法律は，昭和23（1948）年に制定された．その後，昭和30（1955）年に，歯科衛生士は歯科診療の補助をもその業務の中にとりこみ，歯科疾患の予防から治療にわたる全般の補助者とされた．また，平成元（1989）年には歯科保健指導がその業務に加えられるとともに免許権者が都道府県知事から厚生大臣に改められる等の改正が行われた．

　歯科衛生士とは，厚生労働大臣の免許を受けて，歯科医師（歯科医業をなすことのできる医師を含む．）の直接の指導の下に，歯牙及び口腔の疾患の予防処置として，歯石

等の除去および薬物の塗布をすることを業とする者をいう（法第2条第1項）．また，歯科衛生士は，保健師助産師看護師法第31条第1項及び第32条の規定にかかわらず，歯科診療の補助をなすことを業とすることができ（同条第2項），さらに，歯科衛生士の名称を用いて，歯科保健指導をなすことを業とすることができる（同条第3項）．

歯科衛生士になろうとする者は，歯科衛生士国家試験に合格し，厚生労働大臣の歯科衛生士免許を受けなければならない（法第3条）．歯科衛生士国家試験の受験資格は，学校教育法第90条第1項の規定により大学に入学することができる者で文部科学大臣の指定した歯科衛生士学校または都道府県知事の指定した歯科衛生士養成所を卒業した者（修業年限3年以上）などに認められる（法第12条）．

歯科衛生士法では，欠格事由として相対的欠格事由が規定されている（法第4条）．

なお，歯科医師又は歯科衛生士でなければ，歯石除去などを業としてはならない（法第13条）．また，歯科衛生士でない者は，歯科衛生士又はこれに紛らわしい名称を使用してはならない（法第13条の6）．

13. 歯科技工士法

この法律は，昭和30（1955）年に制定された．その後，社会的地位の向上を図り，歯科技工業務がより適正に行われるようにすることを目的として，昭和57（1982）年に免許権者を厚生大臣とすること等を内容とする法律改正が行われた．

歯科技工士とは，厚生労働大臣の免許を受けて，歯科技工を業とする者をいう（法第2条第2項）．ここで歯科技工とは，特定人に対する歯科医療の用に供する補てつ物，充てん物又は矯正装置を作成し，修理し，又は加工することをいう（法第2条第1項）．歯科医師又は歯科技工士でなければ，業として歯科技工を行ってはならない（法第17条）．

歯科技工士の免許は，歯科技工士国家試験に合格した者に対して与えられる（法第3条）．歯科技工士国家試験の受験資格は，学校教育法第90条の規定により大学に入学することができる者で文部科学大臣の指定した歯科技工士学校を卒業した者または厚生労働大臣の指定した歯科技工士養成所を卒業（修業年限2年以上）した者などに認められる（法第14条）．歯科技工士法では，欠格事由として相対的欠格事由が規定されている（法第4条）．

14. 薬剤師法

　この法律は昭和35年 (1960) 年に制定された. 薬事関連法の1つとして薬剤師の資格, 業務等を規定したものである. 薬剤師は, 調剤, 医薬品の供給その他薬事衛生をつかさどることによって, 公衆衛生の向上及び増進に寄与し, それにより国民の健康な生活を確保するものとする (法第1条). そして薬剤師になろうとする者は国家試験に合格し, 厚生労働大臣の免許を受けなければならない (法第2条). なお, 欠格事由 (法第4条) にあたる場合は免許をあたえず, 相対的欠格事由 (法第5条) にあたる場合は免許を与えないことがある.

　調剤については, 原則として薬剤師以外の者が販売・授与の目的で調剤を行うことを禁じている (法第19条). そして薬剤師は, 医師, 歯科医師又は獣医師の処方せんによらなければ, 販売又は授与の目的で調剤してはならない (法第23条第1項). また薬剤師は, 処方せんに記載された医薬品につき, その処方せんを交付した医師, 歯科医師又は獣医師の同意を得た場合を除くほか, これを変更して調剤してはならないとされている (同条第2項). また, 名称の使用制限として薬剤師とまぎらわしい名称を用いることを禁じている (法第20条).

　薬剤師は, 処方せん中に疑わしい点があるときは, その処方せんを交付した医師, 歯科医師又は獣医師に問い合わせて, その疑わしい点を確かめた後でなければ, これによって調剤してはならない (疑義照会) (法第24条).

　平成20 (2008) 年からは, 医師, 看護職と同様に厚生労働大臣は, 戒告や3年以内の業務停止の処分を受けた薬剤師又は免許を取消されたことにより再免許を受けようとする者に対し, 薬剤師としての倫理の保持又は薬剤師として必要な知識及び技能に関する研修として厚生労働省令で定めるもの (以下「再教育研修」という.) を受けるよう命ずることができる (法第8条の2).

B　医　療　法

　医療法は，病院，診療所及び助産所の開設及び管理に関し必要な事項並びにこれらの施設の整備を推進するために必要な事項を定めること等により，医療を提供する体制の確保を図り，もって国民の健康の保持に寄与することを目的とする（法第1条）ものである．

　医療法は医療施設及び医療提供の理念に関する基本法規であり，その構成は，第1章総則，第2章医療に関する選択の支援等，第3章医療の安全の確保，第4章病院，診療所及び助産所，第5章医療提供体制の確保，第6章医療法人，第7章雑則，第8章罰則の8章から構成されている．以下医療法の抜粋を掲げる．

1．医　療　法

第1章　総　　則

（目的）

　第1条　この法律は，医療を受ける者による医療に関する適切な選択を支援するために必要な事項，医療の安全を確保するために必要な事項，病院，診療所及び助産所の開設及び管理に関し必要な事項並びにこれらの施設の整備並びに医療提供施設相互間の機能の分担及び業務の連携を推進するために必要な事項を定めること等により，医療を受ける者の利益の保護及び良質かつ適切な医療を効率的に提供する体制の確保を図り，もつて国民の健康の保持に寄与することを目的とする．

（医療提供の理念）

　第1条の2　医療は，生命の尊重と個人の尊厳の保持を旨とし，医師，歯科医師，薬剤師，看護師その他の医療の担い手と医療を受ける者との信頼関係に基づき，及び医療を受ける者の心身の状況に応じて行われるとともに，その内容は，単に治療のみならず，疾病の予防のための措置及びリハビリテーションを含む良質かつ適切なものでなければならない．

　2　医療は，国民自らの健康の保持増進のための努力を基礎として，医療を受ける者の意向を十分に尊重し，病院，診療所，介護老人保健施設，調剤を実施する薬局その他の医療を提供する施設（以下「医療提供施設」という．），医療を受ける者の居宅等において，医療提供施設の機能（以下「医療機能」という．）に応じ効率的に，かつ，福祉サービスその他の関連するサービスとの有機的な連携を図りつつ提供されなければならない．

（国及び地方公共団体の責務）

　第1条の3　国及び地方公共団体は，前条に規定する理念に基づき，国民に対し，良質かつ適切な医療を効率的に提供する体制が確保されるよう努めなければならない．

（医師等の責務）

　第1条の4　医師，歯科医師，薬剤師，看護師その他の医療の担い手は，第1条の2に規定する理念に基づき，医療を受ける者に対し，良質かつ適切な医療を行うよう努めなければならない．

　2　医師，歯科医師，薬剤師，看護師その他の医療の担い手は，医療を提供するに当たり，適切な説明を行い，医療を受ける者の理解を得るよう努めなければならない．

　3　医療提供施設において診療に従事する医師及び歯科医師は，医療提供施設相互間の機能の分担及び業務の連携に資するため，必要に応じ，医療を受ける者を他の医療提供施設に紹介し，その診療に必要な限度において医療を受ける者の診療又は調剤に関する情報を他の医療提供施設において診療又は調剤に従事する医師若しくは歯科医師又は薬剤師に提供し，及びその他必要な措置を講ずるよう努めなければならない．

　4　病院又は診療所の管理者は，当該病院又は診療所を退院する患者が引き続き療養を必要とする場合には，保健医療サービス又は福祉サービスを提供する者との連携を図り，当該患者が適切な環境の下で療養を継続することができるよう配慮しなければならない．

　5　医療提供施設の開設者及び管理者は，医療技術の普及及び医療の効率的な提供に資するため，当該医療提供施設の建物又は設備を，当該医療提供施設に勤務しない医師，歯科医師，薬剤師，看護師その他の医療の担い手の診療，研究又は研修のために利用させるよう配慮しなければならない．

（病院・診療所の定義）

第1条の5　この法律において，「病院」とは，医師又は歯科医師が，公衆又は特定多数人のため医業又は歯科医業を行う場所であつて，20人以上の患者を入院させるための施設を有するものをいう．病院は，傷病者が，科学的でかつ適正な診療を受けることができる便宜を与えることを主たる目的として組織され，かつ，運営されるものでなければならない．

2　この法律において，「診療所」とは，医師又は歯科医師が，公衆又は特定多数人のため医業又は歯科医業をなす場所であつて，患者を入院させるための施設を有しないもの又は19人以下の患者を入院させるための施設を有するものをいう．

第1条の6　この法律において，「介護老人保健施設」とは，介護保険法（平成9年法律第123号）の規定による介護老人保健施設をいう．

第2条　この法律において，「助産所」とは，助産師が公衆又は特定多数人のためその業務（病院又は診療所において行うものを除く．）を行う場所をいう．

2　助産所は，妊婦，産婦又はじよく婦10人以上の入所施設を有してはならない．

（類似名称の使用制限）

第3条　疾病の治療（助産を含む．）をなす場所であつて，病院又は診療所でないものは，これに病院，病院分院，産院，療養所，診療所，診察所，医院その他病院又は診療所に紛らわしい名称を附けてはならない．

2　診療所は，これに病院，病院分院，産院その他病院に紛らわしい名称を附けてはならない．

3　助産所でないものは，これに助産所その他助産師がその業務を行う場所に紛らわしい名称を付けてはならない．

（地域医療支援病院）

第4条　国，都道府県，市町村，第42条の2第1項に規定する社会医療法人その他厚生労働大臣の定める者の開設する病院であつて，地域における医療の確保のために必要な支援に関する次に掲げる要件に該当するものは，その所在地の都道府県知事の承認を得て地域医療支援病院と称することができる．

　　1　他の病院又は診療所から紹介された患者に対し医療を提供し，かつ，当該病院の建物の全部若しくは一部，設備，器械又は器具を，当該病院に勤務しない医師，歯科医師，薬剤師，看護師その他の医療従事者の診療，研究又は研修のために利用させるための体制が整備されていること．

　　2　救急医療を提供する能力を有すること．

　3　地域の医療従事者の資質の向上を図るための研修を行わせる能力を有すること.

　4　厚生労働省令で定める数（200）以上の患者を入院させるための施設を有すること.

　5　第21条第1項第2号から第8号まで及び第10号から第12号まで並びに第22条第1号及び第4号から第9号までに規定する施設を有すること.

　6　その施設の構造設備が第21条第1項及び第22条の規定に基づく厚生労働省令で定める要件に適合するものであること.

　2　都道府県知事は，前項の承認をするに当たつては，あらかじめ，都道府県医療審議会の意見を聴かなければならない.

　3　地域医療支援病院でないものは，これに地域医療支援病院又はこれに紛らわしい名称を付けてはならない.

（特定機能病院）

第4条の2　病院であつて，次に掲げる要件に該当するものは，厚生労働大臣の承認を得て特定機能病院と称することができる.

　1　高度の医療を提供する能力を有すること.

　2　高度の医療技術の開発及び評価を行う能力を有すること.

　3　高度の医療に関する研修を行わせる能力を有すること.

　4　医療の高度の安全を確保する能力を有すること.

　5　その診療科名中に，厚生労働省令の定めるところにより，厚生労働省令で定める診療科名を有すること.

　6　厚生労働省令で定める数（400）以上の患者を入院させるための施設を有すること.

　7　その有する人員が第22条の2の規定に基づく厚生労働省令で定める要件に適合するものであること.

　8　第21条第1項第2号から第8号まで及び第10号から第12号まで並びに第22条の2第2号，第5号及び第6号に規定する施設を有すること.

　9　その施設の構造設備が第21条第1項及び第22条の2の規定に基づく厚生労働省令で定める要件に適合するものであること.

　2　厚生労働大臣は，前項の承認をするに当たつては，あらかじめ，社会保障審議会の意見を聴かなければならない.

　3　特定機能病院でないものは，これに特定機能病院又はこれに紛らわしい名称を付けてはならない.

（往診医師等）

第5条　公衆又は特定多数人のため往診のみによって診療に従事する医師若しくは歯科医師又は出張のみによつてその業務に従事する助産師については，第6条の4の2，第6条の5又は第6条の7，第8条及び第9条の規定の適用に関し，それぞれその住所をもつて診療所又は助産所とみなす．

第2章　医療に関する選択の支援等
第1節　医療に関する情報の提供等

（国等の責務）

第6条の2　国及び地方公共団体は，医療を受ける者が病院，診療所又は助産所の選択に関して必要な情報を容易に得られるように，必要な措置を講ずるよう努めなければならない．

2　医療提供施設の開設者及び管理者は，医療を受ける者が保健医療サービスの選択を適切に行うことができるように，当該医療提供施設の提供する医療について，正確かつ適切な情報を提供するとともに，患者又はその家族からの相談に適切に応ずるよう努めなければならない．

（情報の報告及び書面の閲覧）

第6条の3　病院，診療所又は助産所（以下この条において「病院等」という．）の管理者は，厚生労働省令で定めるところにより，医療を受ける者が病院等の選択を適切に行うために必要な情報として厚生労働省令で定める事項を当該病院等の所在地の都道府県知事に報告するとともに，当該事項を記載した書面を当該病院等において閲覧に供しなければならない．

2　病院等の管理者は，前項の規定により報告した事項について変更が生じたときは，厚生労働省令で定めるところにより，速やかに，当該病院等の所在地の都道府県知事に報告するとともに，同項に規定する書面の記載を変更しなければならない．

3　病院等の管理者は，第1項の規定による書面の閲覧に代えて，厚生労働省令で定めるところにより，当該書面に記載すべき事項を電子的方法であつて厚生労働省令で定めるものにより提供することができる．

4　都道府県知事は，第1項又は第2項の規定による報告の内容を確認するために必要があると認めるときは，市町村その他の官公署に対し，当該都道府県の区域内に所在する病院等に関し必要な情報の提供を求めることができる．

5　都道府県知事は，厚生労働省令で定めるところにより，第1項及び第2項の規定

により報告された事項を公表しなければならない.

　6　都道府県知事は,病院等の管理者が第1項若しくは第2項の規定による報告をせず,又は虚偽の報告をしたときは,期間を定めて,当該病院等の開設者に対し,当該管理者をしてその報告を行わせ,又はその報告の内容を是正させることを命ずることができる.

（書面の作成並びに交付等）

　第6条の4　病院又は診療所の管理者は,患者を入院させたときは,厚生労働省令で定めるところにより,当該患者の診療を担当する医師又は歯科医師により,次に掲げる事項を記載した書面の作成並びに当該患者又はその家族への交付及びその適切な説明が行われるようにしなければならない.ただし,患者が短期間で退院することが見込まれる場合その他の厚生労働省令で定める場合は,この限りではない.

　　1　患者の氏名,生年月日及び性別
　　2　当該患者の診療を主として担当する医師又は歯科医師の氏名
　　3　入院の原因となつた傷病名及び主要な症状
　　4　入院中に行われる検査,手術,投薬その他の治療（入院中の看護及び栄養管理を含む.）に関する計画
　　5　その他厚生労働省令で定める事項

　2　病院又は診療所の管理者は,患者又はその家族の承諾を得て,前項の書面の交付に代えて,厚生労働省令で定めるところにより,当該書面に記載すべき事項を電子的方法であつて厚生労働省令で定めるものにより提供することができる.

　3　病院又は診療所の管理者は,患者を退院させるときは,退院後の療養に必要な保健医療サービス又は福祉サービスに関する事項を記載した書面の作成,交付及び適切な説明が行われるよう努めなければならない.

　4　病院又は診療所の管理者は,第1項の書面の作成に当たつては,当該病院又は診療所に勤務する医師,歯科医師,薬剤師,看護師その他の従業者の有する知見を十分に反映させるとともに,当該書面に記載された内容に基づき,これらの者による有機的な連携の下で入院中の医療が適切に提供されるよう努めなければならない.

　5　病院又は診療所の管理者は,第3項の書面の作成に当たつては,当該患者の退院後の療養に必要な保健医療サービス又は福祉サービスを提供する者との連携が図られるよう努めなければならない.

　第6条の4の2　助産所の管理者（出張のみによつてその業務に従事する助産師にあつては当該助産師.次項において同じ.）は,妊婦又は産婦（以下この条及び第19条第2項において「妊婦等」という.）の助産を行うことを約したときは,厚生労働省令

で定めるところにより，当該妊婦等の助産を担当する助産師により，次に掲げる事項を記載した書面の当該妊婦等又はその家族への交付及びその適切な説明が行われるようにしなければならない．

　　　1　妊婦等の氏名及び生年月日

　　　2　当該妊婦等の助産を担当する助産師の氏名

　　　3　当該妊婦等の助産及び保健指導に関する方針

　　　4　当該助産所の名称，住所及び連絡先

　　　5　当該妊婦等の異常に対応する病院又は診療所の名称，住所及び連絡先

　　　6　その他厚生労働省令で定める事項

　2　助産所の管理者は，妊婦等又はその家族の承諾を得て，前項の書面の交付に代えて，厚生労働省令で定めるところにより，当該書面に記載すべき事項を電磁的方法であつて厚生労働省令で定めるものにより提供することができる．

第2節　医業，歯科医業又は助産師の業務等の広告

（医業，歯科医業等に関する広告の制限）

　第6条の5　何人も，医業若しくは歯科医業又は病院若しくは診療所に関して，文書その他いかなる方法によるを問わず，広告その他の医療を受ける者を誘引するための手段としての表示（以下この節において単に「広告」という．）をする場合には，虚偽の広告をしてはならない．

　2　前項に規定する場合には，医療を受ける者による医療に関する適切な選択を阻害することがないよう，広告の内容及び方法が，次に掲げる基準に適合するものでなければならない．

　　　1　他の病院又は診療所と比較して優良である旨の広告をしないこと．

　　　2　誇大な広告をしないこと．

　　　3　公の秩序又は善良の風俗に反する内容の広告をしないこと．

　　　4　その他医療に関する適切な選択に関し必要な基準として厚生労働省令で定める　　　　基準

　3　第1項に規定する場合において，次に掲げる事項以外の広告がされても医療を受ける者による医療に関する適切な選択が阻害されるおそれが少ない場合として厚生労働省令で定める場合を除いては，次に掲げる事項以外の広告をしてはならない．

　　　1　医師又は歯科医師である旨

　　　2　診療科名

　　　3　当該病院又は診療所の名称，電話番号及び所在の場所を表示する事項並びに当　　　　該病院又は診療所の管理者の氏名

　　　4　診療日若しくは診療時間又は予約による診療の実施の有無

5　法令の規定に基づき一定の医療を担うものとして指定を受けた病院若しくは診療所又は医師若しくは歯科医師である場合には，その旨

6　地域医療連携推進法人（第70条の5第1項に規定する地域医療連携推進法人をいう．第30条の4第10項において同じ．）の参加病院等（第70条の2第2項第2号に規定する参加病院等をいう．）である場合には，その旨

7　入院設備の有無，第7条第2項に規定する病床の種別ごとの数，医師，歯科医師，薬剤師，看護師その他の従業者の員数その他の当該病院又は診療所における施設，設備又は従業者に関する事項

8　当該病院又は診療所において診療に従事する医療従事者の氏名，年齢，性別，役職，略歴その他の当該医療従事者に関する事項であつて医療を受ける者による医療に関する適切な選択に資するものとして厚生労働大臣が定めるもの

9　患者又はその家族からの医療に関する相談に応ずるための措置，医療の安全を確保するための措置，個人情報の適正な取扱いを確保するための措置その他の当該病院又は診療所の管理又は運営に関する事項

10　紹介をすることができる他の病院若しくは診療所又はその他の保健医療サービス若しくは福祉サービスを提供する者の名称，これらの者と当該病院又は診療所との間における施設，設備又は器具の共同利用の状況その他の当該病院又は診療所と保健医療サービス又は福祉サービスを提供する者との連携に関する事項

11　診療録その他の診療に関する諸記録に係る情報の提供，第6条の4第3項に規定する書面の交付その他の当該病院又は診療所における医療に関する情報の提供に関する事項

12　当該病院又は診療所において提供される医療の内容に関する事項（検査，手術その他の治療の方法については，医療を受ける者による医療に関する適切な選択に資するものとして厚生労働大臣が定めるものに限る．）

13　当該病院又は診療所における患者の平均的な入院日数，平均的な外来患者又は入院患者の数その他の医療の提供の結果に関する事項であつて医療を受ける者による医療に関する適切な選択に資するものとして厚生労働大臣が定めるもの

14　その他前各号に掲げる事項に準ずるものとして厚生労働大臣が定める事項

4　厚生労働大臣は，第2項第4号若しくは前項の厚生労働省令の制定若しくは改廃の立案又は同項第8号若しくは第12号から第14号までに掲げる事項の案の作成をしようとするときは，医療に関する専門的科学的知見に基づいて立案又は作成をするため，診療に関する学識経験者の団体の意見を聴かなければならない．

（診療科名）

第6条の6　前条第3項第2号の規定による診療科名は，医業及び歯科医業につき政令で定める診療科名並びに当該診療科名以外の診療科名であつて当該診療に従事する医師又は歯科医師が厚生労働大臣の許可を受けたものとする．

（第2項〜第4項省略）

（助産師等に関する広告の制限）

第6条の7　何人も，助産師の業務又は助産所に関して，文書その他いかなる方法によるを問わず，広告をする場合には，虚偽の広告をしてはならない．

2　前項に規定する場合には，医療を受ける者による医療に関する適切な選択を阻害することがないよう，広告の内容及び方法が，次に掲げる基準に適合するものでなければならない．

1　他の助産所と比較して優良である旨の広告をしないこと．

2　誇大な広告をしないこと．

3　公の秩序又は善良の風俗に反する内容の広告をしないこと．

4　その他医療に関する適切な選択に関し必要な基準として厚生労働省令で定める基準

3　第1項に規定する場合において，次に掲げる事項以外の広告がされても医療を受ける者による医療に関する適切な選択が阻害されるおそれが少ない場合として厚生労働省令で定める場合を除いては，次に掲げる事項以外の広告をしてはならない．

1　助産師である旨

2　当該助産所の名称，電話番号及び所在の場所を表示する事項並びに当該助産所の管理者の氏名

3　就業の日時又は予約による業務の実施の有無

4　入所施設の有無若しくはその定員，助産師その他の従業者の員数その他の当該助産所における施設，設備又は従業者に関する事項

5　当該助産所において業務に従事する助産師の氏名，年齢，役職，略歴その他の助産師に関する事項であつて医療を受ける者による医療に関する適切な選択に資するものとして厚生労働大臣が定めるもの

6　患者又はその家族からの医療に関する相談に応ずるための措置，医療の安全を確保するための措置，個人情報の適正な取扱いを確保するための措置その他の当該助産所の管理又は運営に関する事項

7　第19条第1項に規定する嘱託する医師の氏名又は病院若しくは診療所の名称その他の当該助産所の業務に係る連携に関する事項

8 助産録に係る情報の提供その他の当該助産所における医療に関する情報の提供に関する事項

9 その他前各号に掲げる事項に準ずるものとして厚生労働大臣が定める事項

（違反広告を行った者に対する命令等）

第6条の8 都道府県知事，保健所を設置する市の市長又は特別区の区長は，医業，歯科医業若しくは助産師の業務又は病院，診療所若しくは助産所に関する広告が第6条の5第1項，第3項若しくは第4項又は前条各項の規定に違反しているおそれがあると認めるときは，当該広告を行つた者に対し，必要な報告を命じ，又は当該職員に，当該広告を行つた者の事務所に立ち入り，当該広告に関する文書その他の物件を検査させることができる．

2 都道府県知事，保健所を設置する市の市長又は特別区の区長は，医業，歯科医業若しくは助産師の業務又は病院，診療所若しくは助産所に関する広告が第6条の5第1項若しくは第4項又は前条第1項若しくは第3項の規定に違反していると認める場合には，当該広告を行つた者に対し，期限を定めて，当該広告を中止し，又はその内容を是正すべき旨を命ずることができる．

3 第1項の規定によつて立入検査をする当該職員は，その身分を示す証明書を携帯し，かつ，関係人の請求があるときは，これを提示しなければならない．

4 第1項の規定による権限は，犯罪捜査のために認められたものと解釈してはならない．

第3章 医療の安全の確保

（国等の責務）

第6条の9 国並びに都道府県，保健所を設置する市及び特別区は，医療の安全に関する情報の提供，研修の実施，意識の啓発その他の医療の安全の確保に関し必要な措置を講ずるよう努めなければならない．

（病院等の管理者の責務）

第6条の10 病院，診療所又は助産所の管理者は，厚生労働省令で定めるところにより，医療の安全を確保するための指針の策定，従業者に対する研修の実施その他の当該病院，診療所又は助産所における医療の安全を確保するための措置を講じなければならない．

（医療安全支援センター）

第6条の11　都道府県，保健所を設置する市及び特別区（以下この条及び次条において「都道府県等」という．）は，第6条の9に規定する措置を講ずるため，次に掲げる事務を実施する施設（以下「医療安全支援センター」という．）を設けるよう努めなければならない．

　　1　患者又はその家族からの当該都道府県等の区域内に所在する病院，診療所若しくは助産所における医療に関する苦情に対応し，又は相談に応ずるとともに，当該患者若しくはその家族又は当該病院，診療所若しくは助産所の管理者に対し，必要に応じ，助言を行うこと．

　　2　当該都道府県等の区域内に所在する病院，診療所若しくは助産所の開設者若しくは管理者若しくは従業者又は患者若しくはその家族若しくは住民に対し，医療の安全の確保に関し必要な情報の提供を行うこと．

　　3　当該都道府県等の区域内に所在する病院，診療所又は助産所の管理者又は従業者に対し，医療の安全に関する研修を実施すること．

　　4　前3号に掲げるもののほか，当該都道府県等の区域内における医療の安全の確保のために必要な支援を行うこと．

2　都道府県等は，前項の規定により医療安全支援センターを設けたときは，その名称及び所在地を公示しなければならない．

3　都道府県等は，一般社団法人，一般財団法人その他の厚生労働省令で定める者に対し，医療安全支援センターにおける業務を委託することができる．

4　医療安全支援センターの業務に従事する職員（前項の規定により委託を受けた者（その者が法人である場合にあつては，その役員）及びその職員を含む．）又はその職にあつた者は，正当な理由がなく，その業務に関して知り得た秘密を漏らしてはならない．

（国による情報の提供等）

第6条の12　国は，医療安全支援センターにおける事務の適切な実施に資するため，都道府県等に対し，医療の安全に関する情報の提供を行うほか，医療安全支援センターの運営に関し必要な助言その他の援助を行うものとする．

第4章　病院，診療所及び助産所
第1節　開設等

（開設の許可）

第7条　病院を開設しようとするとき，医師法（昭和23年法律第201号）第16条の6第1項の規定による登録を受けた者（同法第7条の2第1項の規定による厚生労働

大臣の命令を受けた者にあつては，同条第2項の規定による登録を受けた者に限る．以下「臨床研修等修了医師」という．）及び歯科医師法（昭和23年法律第202号）第16条の4第1項の規定による登録を受けた者（同法第7条の2第1項の規定による厚生労働大臣の命令を受けた者にあつては，同条第2項の規定による登録を受けた者に限る．以下「臨床研修等修了歯科医師」という．）でない者が診療所を開設しようとするとき，又は助産師でない者が助産所を開設しようとするときは，開設地の都道府県知事（診療所又は助産所にあつては，その開設地が保健所を設置する市又は特別区の区域にある場合においては，当該保健所を設置する市の市長又は特別区の区長．第8条から第9条まで，第12条，第15条，第18条，第24条及び第27条から第30条までの規定において同じ．）の許可を受けなければならない．ただし，指定都市は，市長の許可を受けなければならない．

2　病院を開設した者が，病床数，次の各号に掲げる病床の種別（以下「病床の種別」という．）その他厚生労働省令で定める事項を変更しようとするとき，又は臨床研修等修了医師及び臨床研修等修了歯科医師でない者で診療所を開設したもの若しくは助産師でない者で助産所を開設したものが，病床数その他厚生労働省令で定める事項を変更しようとするときも，厚生労働省令で定める場合を除き，前項と同様とする．

　　1　精神病床（病院の病床のうち，精神疾患を有する者を入院させるためのものをいう．以下同じ．）

　　2　感染症病床（病院の病床のうち，感染症の予防及び感染症の患者に対する医療に関する法律（平成10年法律第114号）第6条第2項に規定する一類感染症，同条第3項に規定する二類感染症（結核を除く）及び同条第7項に規定する指定感染症（同法第7条の規定により同法第19条又は第20条の規定を準用するものに限る．）の患者（同法第8条（同法第7条において準用する場合を含む．）の規定により一類感染症，二類感染症又は指定感染症の患者とみなされる者を含む．）並びに同法第6条第8項に規定する新感染症の所見がある者を入院させるためのものをいう．以下同じ．）

　　3　結核病床（病院の病床のうち，結核の患者を入院させるためのものをいう．以下同じ．）

　　4　療養病床（病院又は診療所の病床のうち，前3号に掲げる病床以外の病床であって，主として長期にわたり療養を必要とする患者を入院させるためのものをいう．以下同じ．）

　　5　一般病床（病院又は診療所の病床のうち，前各号に掲げる病床以外のものをいう．以下同じ．）

3　診療所に病床を設けようとするとき，又は診療所の病床数，病床の種別その他厚

生労働省令で定める事項を変更しようとするときは,厚生労働省令で定める場合を除き,当該診療所の所在地の都道府県知事の許可を受けなければならない.

4　都道府県知事又は保健所を設置する市の市長若しくは特別区の区長は,前3項の許可の申請があつた場合において,その申請に係る施設の構造設備及びその有する人員が第21条及び第23条の規定に基づく厚生労働省令の定める要件に適合するときは,前3項の許可を与えなければならない.

5　営利を目的として,病院,診療所又は助産所を開設しようとする者に対しては,前項の規定にかかわらず,第1項の許可を与えないことができる.

（診療所等開設の届出）

第8条　臨床研修等修了医師,臨床研修等修了歯科医師又は助産師が診療所又は助産所を開設したときは,開設後10日以内に,診療所又は助産所の所在地の都道府県知事に届け出なければならない.

（病院等の休止及びその届出）

第8条の2　病院,診療所又は助産所の開設者は,正当の理由がないのに,その病院,診療所又は助産所を1年を超えて休止してはならない.ただし,前条の規定による届出をして開設した診療所又は助産所の開設者については,この限りではない.

2　病院,診療所又は助産所の開設者が,その病院,診療所又は助産所を休止したときは,10日以内に,都道府県知事に届け出なければならない.休止した病院,診療所又は助産所を再開したときも,同様とする.

（病院等の廃止の届出）

第9条　病院,診療所又は助産所の開設者が,その病院,診療所又は助産所を廃止したときは,10日以内に,都道府県知事に届け出なければならない.

2　病院,診療所又は助産所の開設者が死亡し,又は失そうの宣告を受けたときは,戸籍法（昭和22年法律第224号）の規定による死亡又は失そうの届出義務者は,10日以内に,その旨をその所在地の都道府県知事に届け出なければならない.

第2節　管　理

（病院等の管理者）

第10条　病院又は診療所の開設者は,その病院又は診療所が医業をなすものである場合は臨床研修等修了医師に,歯科医業をなすものである場合は臨床研修等修了歯科医師に,これを管理させなければならない.

2　病院又は診療所の開設者は,その病院又は診療所が,医業及び歯科医業を併せ行うものである場合は,それが主として医業を行うものであるときは臨床研修等修了医師

に，主として歯科医業を行うものであるときは臨床研修等修了歯科医師に，これを管理させなければならない．

（特定機能病院の管理者の選任）

第10条の2　特定機能病院の開設者は，前条の規定により管理させる場合は，厚生労働省令で定めるところにより，第16条の3第1項各号に掲げる事項の実施その他の特定機能病院の管理及び運営に関する業務の遂行に関し必要な能力及び経験を有する者を管理者として選任しなければならない．

2　前項の規定による特定機能病院の管理者の選任は，厚生労働省令で定めるところにより，特定機能病院の開設者と厚生労働省令で定める特別の関係がある者以外の者を構成員に含む管理者となる者を選考するための合議体を設置し，その審査の結果を踏まえて行わなければならない．

（開設者の管理等）

第12条　病院，診療所又は助産所の開設者が，病院，診療所又は助産所の管理者となることができる者である場合は，自らその病院，診療所又は助産所を管理しなければならない．（以下略）

2　病院，診療所又は助産所を管理する医師，歯科医師又は助産師は，その病院，診療所又は助産所の所在地の都道府県知事の許可を受けた場合を除くほか，他の病院，診療所又は助産所を管理しない者でなければならない．

（診療所における診療体制の確保等）

第13条　患者を入院させるための施設を有する診療所の管理者は，入院患者の病状が急変した場合においても適切な治療を提供することができるよう，当該診療所の医師が速やかに診療を行う体制を確保するよう努めるとともに，他の病院又は診療所との緊密な連携を確保しておかなければならない．

（院内掲示義務）

第14条の2　病院又は診療所の管理者は，厚生労働省令の定めるところにより，当該病院又は診療所に関し次に掲げる事項を当該病院又は診療所内に見えやすいよう掲示しなければならない．

1　管理者の氏名
2　診療に従事する医師又は歯科医師の氏名
3　医師又は歯科医師の診療日及び診療時間
（以下省略）
（第2項省略）

（管理者の監督義務等）

　第15条　病院又は診療所の管理者は，この法律に定める管理者の責務を果たせるよう，当該病院又は診療所に勤務する医師，歯科医師，薬剤師その他の従業者を監督し，その他当該病院又は診療所の管理及び運営につき，必要な注意をしなければならない．

　2　助産所の管理者は，この法律に定める管理者の責務を果たせるよう，当該助産所に勤務する助産師その他の従業者を監督し，その他当該助産所の管理及び運営につき，必要な注意をしなければならない．

　3　病院又は診療所の管理者は，病院又は診療所に診療の用に供するエックス線装置を備えたときその他厚生労働省令で定める場合においては，厚生労働省令の定めるところにより，病院又は診療所所在地の都道府県知事に届け出なければならない．

　第15条の2　病院，診療所又は助産所の管理者は，当該病院，診療所又は助産所において，臨床検査技師等に関する法律（昭和33年法律第76号）第2条に規定する検体検査（以下この条及び次条第1項において「検体検査」という.）の業務を行う場合は，検体検査の業務を行う施設の構造設備，管理組織，検体検査の精度の確保の方法その他の事項を検体検査の業務の適正な実施に必要なものとして厚生労働省令で定める基準に適合させなければならない．

　第15条の3　病院，診療所又は助産所の管理者は，検体検査の業務を委託しようとするときは，次に掲げる者に委託しなければならない．

　　1　臨床検査技師等に関する法律第20条の3第1項の登録を受けた衛生検査所の開設者

　　2　病院又は診療所その他厚生労働省令で定める場所において検体検査の業務を行う者であつて，その者が検体検査の業務を行う施設の構造設備，管理組織，検体検査の精度の確保の方法その他の事項が検体検査の業務の適正な実施に必要なものとして厚生労働省令で定める基準に適合するもの

　2　病院，診療所又は助産所の管理者は，前項に定めるもののほか，病院，診療所又は助産所の業務のうち，医師若しくは歯科医師の診療若しくは助産師の業務又は患者，妊婦，産婦若しくはじよく婦の入院若しくは入所に著しい影響を与えるものとして政令で定めるものを委託しようとするときは，当該病院，診療所又は助産所の業務の種類に応じ，当該業務を適正に行う能力のある者として厚生労働省令で定める基準に適合するものに委託しなければならない．

（嘱託医師等）

　第19条　助産所の開設者は，厚生労働省令で定めるところにより，嘱託する医師及び病院又は診療所を定めておかなければならない．

　第19条の2　特定機能病院の開設者は，当該特定機能病院の管理者による当該特定機能病院の管理及び運営に関する業務が適切に遂行されるよう，厚生労働省令で定めるところにより，次に掲げる措置を講じなければならない．

　　1　当該特定機能病院の管理及び運営について当該管理者が有する権限を明らかにすること．

　　2　医療の安全の確保に関する監査委員会を設置すること．

　　3　当該管理者の業務の執行が法令に適合することを確保するための体制，当該開設者による当該特定機能病院の業務の監督に係る体制その他の当該特定機能病院の業務の適正を確保するために必要なものとして厚生労働省令で定める体制を整備すること．

　　4　その他当該管理者による当該特定機能病院の管理及び運営に関する業務の適切な遂行に必要なものとして厚生労働省令で定める措置

（清潔保持等）

　第20条　病院，診療所又は助産所は，清潔を保持するものとし，その構造設備は，衛生上，防火上及び保安上安全と認められるようなものでなければならない．

（病院の法定人員及び施設の基準等）

　第21条　病院は，厚生労働省令の定めるところにより，次に掲げる人員及び施設を有し，かつ，記録を備えて置かなければならない．

　　1　当該病院の有する病床の種別に応じ，厚生労働省令で定める員数の医師，歯科医師，看護師その他の従業者

　　（以下省略）

　2　療養病床を有する診療所は，厚生労働省令の定めるところにより，次に掲げる人員及び施設を有しなければならない．

　　1　厚生労働省令で定める員数の医師，歯科医師，看護師及び看護の補助その他の業務の従業者

　　2　機能訓練室

　　3　その他厚生労働省令で定める施設

（地域医療支援病院の法定施設等）

　第22条　地域医療支援病院は，前条第1項（第9号を除く）に定めるもののほか，厚生労働省令の定めるところにより，次に掲げる施設を有し，かつ，記録を備えておかなければならない．

　　1　集中治療室
　　2　診療に関する諸記録
　　3　病院の管理及び運営に関する諸記録
　　4　化学，細菌及び病理の検査施設
　　5　病理解剖室
　　6　研究室
　　7　講義室
　　8　図書室
　　9　その他厚生労働省令で定める施設

第3節　監　督

（施設の使用制限命令等）

　第24条　都道府県知事は，病院，診療所又は助産所が清潔を欠くとき，又はその構造設備が第21条第1項若しくは第2項若しくは第22条の規定若しくは第23条第1項の規定に基づく厚生労働省令の規定に違反し，若しくは衛生上有害若しくは保安上危険と認めるときは，その開設者に対し，期間を定めて，その全部若しくは一部の使用を制限し，若しくは禁止し，又は期限を定めて，修繕若しくは改築を命ずることができる．

　（第2項省略）

（報告の徴収，立入検査）

　第25条　都道府県知事，保健所を設置する市の市長又は特別区の区長は，必要があると認めるときは，病院，診療所若しくは助産所の開設者若しくは管理者に対し，必要な報告を命じ，又は当該職員に，病院，診療所若しくは助産所に立ち入り，その有する人員若しくは清潔保持の状況，構造設備若しくは診療録，助産録，帳簿書類その他の物件を検査させることができる．

　（第2項〜第5項省略）

（医療監視員）

　第26条　第25条第1項及び第3項に規定する当該職員の職権を行わせるため，厚生労働大臣，都道府県知事，保健所を設置する市の市長又は特別区の区長は，厚生労働省，都道府県，保健所を設置する市又は特別区の職員のうちから，医療監視員を命ずるものとする．

（第2項省略）

（使用許可）

第27条　病院，患者を入院させるための施設を有する診療所又は入所施設を有する助産所は，その構造設備について，その所在地を管轄する都道府県知事の検査を受け，許可証の交付を受けた後でなければ，これを使用してはならない．

（管理者の変更命令）

第28条　都道府県知事は，病院，診療所又は助産所の管理者に，犯罪若しくは医事に関する不正行為があり，又はその者が管理をなすのに適しないと認めるときは，その開設者に対し，期限を定めて，その変更を命ずることができる．

（開設許可の取消等）

第29条　都道府県知事は，次の各号のいずれかに該当する場合においては，病院，診療所若しくは助産所の開設の許可を取り消し，又は開設者に対し，期間を定めて，その閉鎖を命ずることができる．

　1　開設の許可を受けた後正当の理由がないのに，6月以上その業務を開始しないとき．

　2　病院，診療所（第8条の届出をして開設したものを除く．）又は助産所（同条の届出をして開設したものを除く．）が，休止した後正当の理由がないのに，1年以上業務を再開しないとき．

　3　開設者が第6条の3第6項，第24条第1項，第24条の2第2項又は前条の規定に基づく命令又は処分に違反したとき．

　4　開設者に犯罪又は医事に関する不正の行為があったとき．

（第2項〜第6項省略）

第4節　雑　則（省略）

第5章　医療提供体制の確保
第1節　基本方針（省略）
第2節　医療計画
（医療計画に定める事項）

第30条の4　都道府県は，基本方針に即して，かつ，地域の実情に応じて，当該都道府県における医療提供体制の確保を図るための計画（以下「医療計画」という．）を定めるものとする．

（病床機能報告制度）

　平成26（2014）年6月の「地域における医療及び介護の総合的な確保を推進するための関係法律の整備等に関する法律」により，いわゆる第6次医療法改正として，以下の同法第30条の13に基づき，平成26年10月から施行された.

　第30条の13　病院又は診療所であって療養病床又は一般病床を有するもの（以下「病床機能報告対象病院等」という.）の管理者は，地域における病床の機能の分化及び連携の推進のため，厚生労働省令で定めるところにより，当該病床機能報告対象病院等の病床の機能に応じ厚生労働省令で定める区分（以下「病床の機能区分」という.）に従い，次に掲げる事項を当該病床機能報告対象病院等の所在地の都道府県知事に報告しなければならない.

　①　厚生労働省令で定める日（次号において「基準日」という.）における病床の機能（以下「基準日病床機能」という.）

　②　基準日から厚生労働省令で定める期間が経過した日における病床の機能の予定（以下「基準日後病床機能」という.）

　③　当該病床機能報告対象病院等に入院する患者に提供する医療の内容

　④　その他厚生労働省令で定める事項

　2　病床機能報告対象病院等の管理者は，前項の規定により報告した基準日後病床機能について変更が生じたと認められるときとして厚生労働省令で定めるときは，厚生労働省令で定めるところにより，速やかに当該病床機能報告対象病院等の所在地の都道府県知事に報告しなければならない.

　3　都道府県知事は，前2項の規定による報告の内容を確認するために必要があると認めるときは，市町村その他の官公署に対し，当該都道府県の区域内に所在する病床機能報告対象病院等に関し必要な情報の提供を求めることができる.

　4　都道府県知事は，厚生労働省令で定めるところにより，第1項及び第2項の規定により報告された事項を公表しなければならない.

　5　都道府県知事は，病床機能報告対象病院等の管理者が第1項若しくは第2項の規定による報告をせず，又は虚偽の報告をしたときは，期間を定めて，当該病床機能報告対象病院等の開設者に対し，当該管理者をしてその報告を行わせ，又はその報告の内容を是正させることを命ずることができる.

　6　都道府県知事は，前項の規定による命令をした場合において，その命令を受けた病床機能報告対象病院等の開設者がこれに従わなかつたときは，その旨を公表することができる.

　（第2項〜第12項省略）

第4節　医療従事者の確保等に関する施策等 (省略)

第5節　公的医療機関

(公的医療機関の協力)

　第31条　公的医療機関（都道府県，市町村その他厚生労働大臣の定める者の開設する病院又は診療所をいう．以下この節において同じ．）は，第30条の12第1項の規定により都道府県が定めた施策の実施に協力しなければならない．

第6章　医療法人

第1節　通　則

(医療法人)

　第39条　病院，医師若しくは歯科医師が常時勤務する診療所又は介護老人保健施設を開設しようとする社団又は財団は，この法律の規定により，これを法人とすることができる．

　2　前項の規定による法人は，医療法人と称する．

第2節　設　立 (省略)

第3節　管　理 (省略)

第4節　社会医療法人債 (省略)

第5節　解散及び合併 (省略)

第6節　監　督 (省略)

第7章　雑　則 (省略)

第8章　罰　則 (省略)

附　則 (省略)

2. 医療法施行令

(広告することができる診療科名)

　医療法施行令第3条の2　法第6条の6第1項に規定する政令で定める診療科名は，次のとおりとする．

　　　　1　医業については，次に掲げるとおりとする．

　　　　　イ　内科

　　ロ　外科

　　ハ　内科又は外科と次に定める事項とを厚生労働省令で定めるところにより組み合わせた名称（医学的知見及び社会通念に照らし不合理な組み合わせとなるものとして厚生労働省令で定めるものを除く.）

　　　　(1) 頭頸部, 胸部, 腹部, 呼吸器, 消化器, 循環器, 気管食道, 肛門, 血管, 心臓血管, 腎臓, 脳神経, 神経, 血液, 乳腺, 内分泌若しくは代謝又はこれらを構成する人体の部位, 器官, 臓器若しくは組織若しくはこれら人体の器官, 臓器若しくは組織の果たす機能の一部であつて, 厚生労働省令で定めるもの

　　　　(2) 男性, 女性, 小児若しくは老人又は患者の性別若しくは年齢を示す名称であつて, これらに類するものとして厚生労働省令で定めるもの

　　　　(3) 整形, 形成, 美容, 心療, 薬物療法, 透析, 移植, 光学医療, 生殖医療若しくは疼痛緩和又はこれらの分野に属する医学的処置のうち, 医学的知見及び社会通念に照らし特定の領域を表す用語として厚生労働省令で定めるもの

　　　　(4) 感染症, 腫瘍, 糖尿病若しくはアレルギー疾患又はこれらの疾病若しくは病態に分類される特定の疾病若しくは病態であつて, 厚生労働省令で定めるもの

　　ニ　イからハまでに掲げる診療科名のほか, 次に掲げるもの

　　　　(1) 精神科, アレルギー科, リウマチ科, 小児科, 皮膚科, 泌尿器科, 産婦人科, 眼科, 耳鼻いんこう科, リハビリテーション科, 放射線科, 病理診断科, 臨床検査科又は救急科

　　　　(2) (1) に掲げる診療科名とハ (1) から (4) までに定める事項とを厚生労働省令で定めるところにより組み合わせた名称（医学的知見及び社会通念に照らし不合理な組み合わせとなるものとして厚生労働省令で定めるものを除く.）

２　歯科医業については, 次に掲げるとおりとする.

　　イ　歯科

　　ロ　歯科と次に定める事項とを厚生労働省令で定めるところにより組み合わせた名称（歯科医学的知見及び社会通念に照らし不合理な組み合わせとなるものとして厚生労働省令で定めるものを除く.）

　　　　(1) 小児又は患者の年齢を示す名称であつて, これに類するものとして厚生労働省令で定めるもの

　　　　(2) 矯正若しくは口腔外科又はこれらの分野に属する歯科医学的処置のうち, 歯科医学的知見及び社会通念に照らし特定の領域を表す用語として厚生労働省令で定めるもの

　②　前項第1号ニ（1）に掲げる診療科名のうち，次の各号に掲げるものについては，

　それぞれ当該各号に掲げる診療科名に代えることができる．

　　　1　産婦人科　産科又は婦人科

　　　2　放射線科　放射線診断科又は放射線治療科

＊　医療法第6条の6第1項により厚生労働大臣の許可を受けた診療科名　　麻酔科

C 社会福祉関係法規

学習のポイント
＊社会福祉法の概要を知る.
＊身体障害者福祉法の概要を知る.
＊障害者の日常生活及び社会生活を総合的に支援するための法律の概要と障害福祉サービスについて理解する.

1. 社会福祉法

1) 目 的

　本法は，社会福祉を目的とする事業の全分野における共通的基本事項を定め，社会福祉を目的とする他の法律と相まって，福祉サービスの利用者の利益の保護および地域における社会福祉（地域福祉）の推進を図るとともに社会福祉事業の公明かつ適正な実施の確保および社会福祉を目的とする事業の健全な発達を図り，もって社会福祉の増進に資することを目的とする（第1条）.

2. 生活保護法

　この法律は，日本国憲法第25条に規定する理念に基づき，国が生活に困窮するすべての国民に対し，その困窮の程度に応じ必要な保護を行い，その最低限度の生活を保障するとともに，その自立を助長することを目的とする（第1条）.

　保護の種類には，生活扶助，教育扶助，住宅扶助，医療扶助，介護扶助，出産扶助，生業扶助および葬祭扶助の8種類があり，これらの保護の実施機関，保護の方法，保護施設などについて規定している.

　なお，平成26年7月より，保護の決定に際してのより実効ある不正の防止，医療扶助の実施の適正化等を図ることを目的とした法改正がなされる. ただし，医療の給付のうち，医療を担当する医師又は歯科医師が医学的知見に基づき後発医薬品を使用することができると認めたものについては，被保護者に対し，可能な限り後発医薬品の使用を促すよう努めることや，被保護者の生活上の義務に，自ら，健康の保持及び増進に努め，収入，支出その他生計の状況を適切に把握することは，同年1月よりの施行となっている.

3.　児童福祉法

　　すべての児童（満18歳に満たない者）に対する福祉を保障するため，児童相談所の設置，保健指導の実施，障害児施設支援，療育の指導，補装具の支給，母子寮または保育所への入所措置などについて規定した法律である．

4.　身体障害者福祉法

　　本法は，障害者の日常生活及び社会生活を総合的に支援するための法律（平成17年11月7日法律第123号）と相まつて，身体障害者の自立と社会経済活動への参加を促進するため，身体障害者を援助し，及び必要に応じて保護し，もつて身体障害者の福祉の増進を図ることを目的とする．

　　身体障害者福祉法では，満18歳以上の者で，法律に定める身体上の障害を有し，かつ，都道府県知事から身体障害者手帳の交付を受けている者を身体障害者としている．

　　身体障害者の援護の実施者は市町村であり，障害者の発見，相談，福祉の措置が受けられるように指導することとされている．また，各都道府県に身体障害者更生相談所が設けられており，市町村相互間の連絡調整，情報提供，広域的実情把握，身体障害者の医学的・心理学的・職能的判定，補装具の処方および適合判定を行っている．

　　身体障害者手帳の交付を受けようとするときは，都道府県知事の定める診断書を添えて，居住地の都道府県知事に申請することとされている．

　　身体障害者に対する福祉の措置として，つぎのようなものがある．

　　　①在宅福祉サービス（ホームヘルプサービス，デイサービス，ショートステイ）
　　　②日常生活用具の給付
　　　③更生相談
　　　④医療施設（保健所，病院，診療所）への紹介．公共職業訓練又は就職あっせんのための公共職業安定所への紹介．障害者支援施設への入所
　　　⑤盲導犬貸与
　　　⑥義肢，装具，盲人安全つえ，車いす，補聴器等の補装具の支給，修理
　　　⑦公共的施設内の売店許可，たばこ小売人の優先指定

5. 知的障害者福祉法

　(1) 目的

　この法律は，障害者の日常生活及び社会生活を総合的に支援するための法律と相まって，知的障害者の自立と社会経済活動への参加を促進するため，知的障害者を援助するとともに必要な保護を行い，もつて知的障害者の福祉を図ることを目的とする（第1条）．そして，すべての知的障害者は，その有する能力を活用することにより，進んで社会経済活動に参加するよう努めなければならず，また，すべての知的障害者は，社会を構成する一員として，社会，経済，文化その他あらゆる分野の活動に参加する機会を与えられるものとする（第1条の2）．

　国及び地方公共団体は，前条に規定する理念が実現されるように配慮して，知的障害者の福祉について国民の理解を深めるとともに，知的障害者の自立と社会経済活動への参加を促進するための援助と必要な保護（以下「更生援護」という．）の実施に努めなければならない（第2条第1項）．

　(2) 実施者

　援護の実施者は原則として市町村（特別区を含む）であるが，窓口は知的障害者の居住地の福祉事務所である（第9条，第10条）．

　(3) 障害者支援施設等への入所等の措置（第16条）

　市町村は，18歳以上の知的障害者につき，その福祉を図るため，必要に応じ，次の措置を採らなければならない．

　①知的障害者又はその保護者を知的障害者福祉司又は社会福祉主事に指導させること．

　②やむを得ない事由により介護給付費等（療養介護等に係るものに限る．）の支給を受けることが著しく困難であると認めるときは，当該市町村の設置する障害者支援施設若しくは障害者自立支援法第5条第6項の厚生労働省令で定める施設（以下「障害者支援施設等」という．）に入所させてその更生援護を行い，又は都道府県若しくは他の市町村若しくは社会福祉法人の設置する障害者支援施設等若しくはのぞみの園に入所させてその更生援護を行うことを委託することとなっている．

　③知的障害者の更生援護を職親（知的障害者を自己の下に預かり，その更生に必要な指導訓練を行うことを希望する者であって，市町村長が適当と認めるものをいう．）に委託する．

　②，③の措置について市町村は，医学的，心理学的及び職能的判定を必要とする場合には，あらかじめ，知的障害者更生相談所の判定を求めなければならないこととなって

いる.

6. 老人福祉法

(1) 目的等

老人福祉制度のおもな根拠法は，「老人福祉法」と「老人保健法」および「介護保険法」である．福祉の措置に当たって，連帯と調整に努めなければならないとしている（第10条の2）．

この法律は老人の福祉に関する原理を明らかにするとともに，老人に対して，その心身の健康の保持および生活の安定のため必要な措置を講じ，もって老人の福祉を図ることを目的としている（第1条）．

老人は多年にわたって社会の進展に寄与してきた者として敬愛され，かつ健全で安らかな生活を保障され，老人自身も心身の変化を自覚して，健康を保持し，その知識と経験を社会に役立たせるよう努め，また，老人の希望と能力に応じて適当な仕事と社会的な活動に参与する機会が与えられる（第2条・第3条）．

国および地方公共団体は，老人の福祉に関係のある施策を講ずるに当たって，基本的理念が具現されるよう配慮し，老人の生活に直接影響をおよぼす事業を営む者は，その事業の運営に当たって，老人の福祉が増進されるよう運営するものとされている（第4条）．

(2) 老人福祉施設

さらに施設福祉対策として，老人福祉施設は，およそ次のとおりである．また，この法律で老人とは，原則として65歳以上の者をいう（第5条の4以下）．

老人福祉施設とは，老人デイサービスセンター，老人短期入所施設，養護老人ホーム，特別養護老人ホーム，軽費老人ホーム，老人福祉センター，老人介護支援センターなどをいう（第5条の3）．

7. 障害者の日常生活及び社会生活を総合的に支援するための法律

本法は，障害者基本法の基本的理念にのっとり，身体障害者福祉法，知的障害者福祉法，精神保健及び精神障害者福祉に関する法律，児童福祉法，その他障害者及び障害児の福祉に関する法律と相まって，障害者及び障害児が基本的人権を享有する個人としての尊厳にふさわしい日常生活又は社会生活を営むことができるよう，必要な障害福祉

サービスに係る給付，地域生活支援事業その他の支援を総合的に行い，もって障害者及び障害児の福祉の増進を図るとともに，障害の有無にかかわらず国民が相互に人格と個性を尊重し安心して暮らすことのできる地域社会の実現に寄与することを目的とする（第1条）．

　障害者及び障害児が日常生活又は社会生活を営むための支援は，全ての国民が，障害の有無にかかわらず，等しく基本的人権を享有するかけがえのない個人として尊重されるものであるとの理念にのっとり，全ての国民が，障害の有無によって分け隔てられることなく，相互に人格と個性を尊重し合いながら共生する社会を実現するため，全ての障害者及び障害児が可能な限りその身近な場所において必要な日常生活又は社会生活を営むための支援を受けられることにより社会参加の機会が確保されること及びどこで誰と生活するかについての選択の機会が確保され，地域社会において他の人々と共生することを妨げられないこと並びに障害者及び障害児にとって日常生活又は社会生活を営む上で障壁となるような社会における事物，制度，慣行，観念その他一切のものの除去に資することを旨として，総合的かつ計画的に行わなければならない（第1条の2）．

D　社会保険関係法規

> **学習のポイント**
> ◆健康保険法と国民健康保険法の差異を理解する.
> ◆高齢者の医療の確保に関する法律の概要を知る.
> ◆特定健康診査と後期高齢者医療制度について理解する.
> ◆介護保険法の概要を知る.
> ◆要支援,要介護,認定区分の定義とその差異を理解する.
> ◆近年の介護が「介護予防」を重視していることを知る.

1.　健康保険法

（目的）

　本法は,労働者又はその被扶養者の業務災害（労働者災害補償保険法（昭和22年法律第50号）第7条第1項第1号に規定する業務災害をいう.）以外の疾病,負傷,死亡又は出産に関して短期的経済的損失（永続的な障害に対する保険給付や精神的慰謝料は含まれない.）について保険給付を行い,もつて国民の生活の安定と福祉の向上に寄与することを目的とする.

（被保険者）

　被保険者とは,適用事業所に使用される者及び任意継続被保険者をいう.ただし,次の各号のいずれかに該当する者は,日雇特例被保険者となる場合を除き,被保険者となることができない.

　　1　船員保険の被保険者（船員保険法（昭和14年法律第73号）第2条第2項の規定による疾病任意継続被保険者を除く.）

　　2　臨時に使用される者であつて,次に掲げるもの（イに掲げる者にあつては1か月を超え,ロに掲げる者にあつてはロに掲げる所定の期間を超え,引き続き使用されるに至った場合を除く.）

　　　　イ　日々雇い入れられる者

　　　　ロ　2か月以内の期間を定めて使用される者

　　3　事業所又は事務所（第88条第1項及び第89条第1項を除き,以下単に「事業所」という.）で所在地が一定しないものに使用される者

　　4　季節的業務に使用される者（継続して4か月を超えて使用されるべき場合を除

　　く.）

5　臨時的事業の事業所に使用される者（継続して6か月を超えて使用されるべき場合を除く.）

6　国民健康保険組合の事業所に使用される者

7　後期高齢者医療の被保険者等

8　厚生労働大臣，健康保険組合又は共済組合の承認を受けた者（健康保険の被保険者でないことにより国民健康保険の被保険者であるべき期間に限る.）

9　事業所に使用される者であって，その1週間の所定労働時間が同一の事業所に使用される通常の労働者（当該事業所に使用される通常の労働者と同種の業務に従事する当該事業所に使用される者にあっては，厚生労働省令で定める場合を除き，当該者と同種の業務に従事する当該通常の労働者.以下この号において単に「通常の労働者」という.）の1週間の所定労働時間の4分の3未満である短時間労働者（1週間の所定労働時間が同一の事業所に使用される通常の労働者の1週間の所定労働時間に比し短い者をいう.以下この号において同じ.）又はその1月間の所定労働日数が同一の事業所に使用される通常の労働者の1月間の所定労働日数の4分の3未満である短時間労働者に該当し，かつ，イからニまでのいずれかの要件に該当するもの　イ　1週間の所定労働時間が20時間未満であること.　ロ　当該事業所に継続して1年以上使用されることが見込まれないこと.　ハ　報酬（最低賃金法（昭和34年法律第137号）第4条第3項各号に掲げる賃金に相当するものとして厚生労働省令で定めるものを除く.）について，厚生労働省令で定めるところにより，第42条第1項の規定の例により算定した額が，8万8千円未満であること.　ニ　学校教育法（昭和22年法律第26号）第50条に規定する高等学校の生徒，同法第83条に規定する大学の学生その他の厚生労働省令で定める者であること.

（保険者番号等）

　「医療保険制度の適正かつ効率的な運営を図るための健康保険法等の一部を改正する法律」の2020年4月から施行（一部を除く）により，保険者番号，電子資格確認等の定義が追加された.

保険者番号：本法において「保険者番号」とは，厚生労働大臣が健康保険事業において保険者を識別するための番号として，保険者ごとに定めるものをいう（第3条第1項第11号）.

被保険者等記号・番号：本法において「被保険者等記号・番号」とは，保険者が被保険者又は被扶養者の資格を管理するための記号，番号その他の符号として，被保険者又は被扶養者ごとに定めるものをいう（第3条第1項第12号）.

電子資格確認：この法律において「電子資格確認」とは，保険医療機関等（第63条第3項各号に掲げる病院若しくは診療所又は薬局をいう．以下同じ．）から療養を受けようとする者又は第88条第1項に規定する指定訪問看護事業者から同項に規定する指定訪問看護を受けようとする者が，保険者に対し，個人番号カード（行政手続における特定の個人を識別するための番号の利用等に関する法律（平成25年法律第27号）第2条第7項に規定する個人番号カードをいう．）に記録された利用者証明用電子証明書（電子署名等に係る地方公共団体情報システム機構の認証業務に関する法律（平成14年法律第153号）第22条第1項に規定する利用者証明用電子証明書をいう．）を送信する方法その他の厚生労働省令で定める方法により，被保険者又は被扶養者の資格に係る情報（保険給付に係る費用の請求に必要な情報を含む．）の照会を行い，電子情報処理組織を使用する方法その他の情報通信の技術を利用する方法により，保険者から回答を受けて当該情報を当該保険医療機関等又は指定訪問看護事業者に提供し，当該保険医療機関等又は指定訪問看護事業者から被保険者又は被扶養者であることの確認を受けることをいう（第3条第1項第13号）．

（保険の指定と給付）

　本法の保険による医療（療養の給付若しくは入院時食事療養費若しくは特定療養費の支給（以下この項において「療養の給付等」という．））を行う場合には，保険医療機関において健康保険の診療に従事する医師若しくは歯科医師又は保険薬局において健康保険の調剤に従事する薬剤師は，厚生労働大臣の登録を受けた医師若しくは歯科医師（以下「保険医」と総称する．）又は薬剤師（以下「保険薬剤師」という．）でなければならない．

　また，柔道整復師や鍼灸師等において施術を行った場合，療養の給付ではなく「療養費」の支給として，患者の利便性からも医療の一端を担う形となっている．とくに柔道整復師は受領委任の形をとっており，多くの患者の利用がみられる．

　ただし，本来の療養費の定義であった「保険者は，療養の給付等を行うことが困難であると認めるとき，又は被保険者が保険医療機関等以外の病院，診療所，薬局その他の者から診療，薬剤の支給若しくは手当を受けた場合において，保険者がやむを得ないものと認めるときは，療養の給付等に代えて，療養費を支給することができる．」とは，異なる利用であるとの批判もあり，早期の法的適正化が望まれている．

（新たな高齢者医療制度）

　2008年4月より新たな高齢者医療制度がスタートした．

　65歳以上75歳未満の者は，前期高齢者としてこれまでの医療保険制度に加入し，75歳以上を後期高齢者（65〜74歳で一定の障害認定を広域連合から受けた者を含み，認定日から資格を取得する．）として，新たに都道府県ごとに設置される広域連合が運営

する後期高齢者医療制度に加入することになった.

　参考ではあるが，平成25年4月24日　保発0424第2号「柔道整復師の施術に係る療養費について」（平成25年5月24日　保発第0524第2号）の訂正において，受領委任契約を締結した管理柔道整復師は，施術所内の見やすい場所に，「管理柔道整復師及び勤務する柔道整復師の氏名」を掲示すること，と通知された.

2. 国民健康保険法

（定義）

国民健康保険：被保険者の疾病，負傷，出産又は死亡に関して必要な保険給付を行うものとする.

保険者：①都道府県は，当該都道府県内の市町村〔特別区（東京23区）を含む〕とともに，この法律の定めるところにより，国民健康保険を行うものとする.

②国民健康保険組合：本法の定めるところにより，国民健康保険を行うことができる.

　国民健康保険組合（以下「組合」という.）は，同種の事業又は業務に従事する者で当該組合の地区内に住所を有するものを組合員として組織する. また，組合の地区は，一又は二以上の市町村の区域によるものとする. ただし，特別の理由があるときは，この区域によらないことができる. 組合を設立しようとするときは，主たる事務所の所在地の都道府県知事の認可を受けなければならない. 組合の認可の申請は，15人以上の発起人が規約を作成し，組合員となるべき者300人以上の同意を得て行うものとする.

　例：医師，弁護士，美容師等.

3. 高齢者の医療の確保に関する法律

（目的）

　本法は，国民の高齢期における適切な医療の確保を図るため，医療費の適正化を推進するための計画の作成及び保険者による健康診査等の実施に関する措置を講ずるとともに，高齢者の医療について，国民の共同連帯の理念等に基づき，前期高齢者に係る保険者間の費用負担の調整，後期高齢者に対する適切な医療の給付等を行うために必要な制度を設け，もって国民保健の向上及び高齢者の福祉の増進を図ることを目的とする.

（定義）

①保険者：医療保険各法の規定により医療に関する給付を行う全国健康保険協会，健康保険組合，都道府県及び市町村（特別区を含む．以下同じ．），国民健康保険組合，共済組合又は日本私立学校振興・共済事業団をいう．

②「被用者保険等保険者」：保険者（健康保険法第123条第1項の規定による保険者としての全国健康保険協会，市町村及び国民健康保険組合を除く．）又は健康保険法第3条第1項第8号の規定による承認を受けて同法の被保険者とならない者を組合員とする国民健康保険組合であって厚生労働大臣が定めるものをいう．

③おもな加入者：次に掲げるものをいう．

　a．健康保険法の規定による被保険者．ただし，同法第3条第2項の規定による日雇特例被保険者を除く．

　b．船員保険法の規定による被保険者

　c．国民健康保険法の規定による被保険者

　d．国家公務員共済組合法又は地方公務員等共済組合法に基づく共済組合の組合員

　e．私立学校教職員共済法の規定による私立学校教職員共済制度の加入者

（特定健康診査）

　厚生労働大臣は，特定健康診査（糖尿病その他の政令で定める生活習慣病に関する健康診査をいう．以下同じ．）及び特定保健指導（特定健康診査の結果により健康の保持に努める必要がある者として厚生労働省令で定めるものに対し，保健指導に関する専門的知識及び技術を有する者として厚生労働省令で定めるものが行う保健指導をいう．以下同じ．）の適切かつ有効な実施を図るための基本的な指針（以下「特定健康診査等基本指針」という．）を定めるものとする．特定健康診査等基本指針においては，特定健康診査及び特定保健指導の実施方法に関する基本的な事項，その他の事項を定めている．

　これに基づき，厚生労働省令で定めるところにより，40歳以上の各保険加入者に対し，特定健康診査を行うものとする．

　また，特定健康診査の結果により健康の保持に努める必要がある者として厚生労働省令で定めるものに対し，保健指導に関する専門的知識及び技術を有する者として厚生労働省令で定めるものが行う，特定保健指導を行うものとする．

（後期高齢者医療制度の概要）

　老人保健法の目的や趣旨は踏まえたまま，本法へ改正され，75歳以上の医療については後期高齢者医療制度が始まり，要点は以下のようになっている．

　①75歳以上の後期高齢者については，その心身の特性や生活実態等を踏まえ，本法

に独立した後期高齢者医療制度を創設する.

②また65〜74歳の前期高齢者については，退職者が国民健康保険に大量に加入し，保険者間で医療費の負担に不均衡が生じていることから，これを調整する前期高齢者交付金制度を創設する.

③そして②の内容をうけて現行の退職者医療制度は廃止する．ただし，現行制度からの円滑な移行を図るため，2014年度までの間における65歳未満の退職者を対象として現行の退職者医療制度を存続させる経過措置を行った.

④財源は患者負担以外は，公費約5割，現役世代からの支援約4割，高齢者の保険料から約1割としている．高齢者の保険料負担は等しく負担する均等割と所得に応じた所得割の合計となる.

⑤現役世代からの支援は国民健康保険と被用者保険の加入者数に応じた支援となる.

⑥窓口負担は，現行の老人保険制度と同様医療費の1割（現役並みの収入の場合は3割，現役並みの所得者以外の一定所得以上の者は2割）を負担する.

　※　なお，2014年以降，2014年4月1日までに70歳を迎えた高齢者は1割負担，4月2日以降に70歳の誕生日（1944年4月2日生以降）を迎える高齢者は2割負担となっている．なお，一定の所得者は3割負担であり，義務教育就学前の6歳未満は2割負担となる.

4. 介護保険法

（目的）

　本法は，加齢に伴つて生ずる心身の変化に起因する疾病等により要介護状態となり，入浴，排せつ，食事等の介護，機能訓練並びに看護及び療養上の管理その他の医療を要する者等について，これらの者が尊厳を保持し，その有する能力に応じ自立した日常生活を営むことができるよう，必要な保健医療サービス及び福祉サービスに係る給付を行うため，国民の共同連帯の理念に基づき介護保険制度を設け，その行う保険給付等に関して必要な事項を定め，もつて国民の保健医療の向上及び福祉の増進を図ることを目的とする.

（定義）

保険者：市町村及び特別区（東京23区）は，本法の定めるところにより，介護保険を行うものとする.

被保険者：次の各号のいずれかに該当する者は，市町村又は特別区（以下単に「市町村」
　　　　　という．）が行う介護保険の被保険者とする．

　　　1　市町村の区域内に住所を有する65歳以上の者（以下「第1号被保険者」という．）

　　　2　市町村の区域内に住所を有する40歳以上65歳未満の医療保険加入者（以下「第
　　　　　2号被保険者」という．）

したがって介護保険のサービスは40歳以上の者が利用できる者である．

要介護状態：本法において「要介護状態」とは，身体上又は精神上の障害があるために，
　　　　　入浴，排せつ，食事等の日常生活における基本的な動作の全部又は一部について，厚
　　　　　生労働省令で定める期間にわたり継続して，常時介護を要すると見込まれる状態で
　　　　　あって，その介護の必要の程度に応じて厚生労働省令で定める区分（以下「要介護状
　　　　　態区分」という．）のいずれかに該当するもの（要支援状態に該当するものを除く．）
　　　　　をいう．

要支援状態：本法において「要支援状態」とは，身体上若しくは精神上の障害があるた
　　　　　めに入浴，排せつ，食事等の日常生活における基本的な動作の全部若しくは一部につ
　　　　　いて厚生労働省令で定める期間にわたり継続して常時介護を要する状態の軽減若しく
　　　　　は悪化の防止に特に資する支援を要すると見込まれ，又は身体上若しくは精神上の障
　　　　　害があるために厚生労働省令で定める期間にわたり継続して日常生活を営むのに支障
　　　　　があると見込まれる状態であって，支援の必要の程度に応じて厚生労働省令で定める
　　　　　区分（以下「要支援状態区分」という．）のいずれかに該当するものをいう．

要介護者：①要介護状態にある65歳以上の者

　　　　　②要介護状態にある40歳以上65歳未満の者であって，その要介護状態の
　　　　　　原因である身体上又は精神上の障害が加齢に伴って生ずる心身の変化に起
　　　　　　因する疾病であって政令で定めるもの（以下「特定疾病」という．）によっ
　　　　　　て生じたものであるもの．

※特定疾病

　がん（医師が一般に認められている医学的知見に基づき回復の見込みがない状態に
至ったと判断したものに限る），関節リウマチ，筋萎縮性側索硬化症，後縦靱帯骨化症，
骨折を伴う骨粗鬆症，初老期における認知症（法第5条の2に規定する認知症をいう．
以下同じ），進行性核上性麻痺，大脳皮質基底核変性症及びパーキンソン病，脊髄小脳
変性症，脊柱管狭窄症，早老症，多系統萎縮症，糖尿病性神経障害，糖尿病性腎症及び
糖尿病性網膜症，脳血管疾患，閉塞性動脈硬化症，慢性閉塞性肺疾患，両側の膝関節又
は股関節に著しい変形を伴う変形性関節症

（認定区分）

要支援1：日常生活を送るうえの基本的動作はほぼ自分で行うことが可能だが，家事や買い物などの日常生活を送るうえの能力に何らかの支援が必要な状態．

要支援2：要支援1の状態から，わずかに能力が低下し，何らかの支援が必要な状態．

要介護1：要支援の状態から「洗身」や「金銭の管理」など日常生活を送るのに必要な能力がさらに低下し，部分的な介護が必要となる状態．

要介護2：要介護1の状態に加え，「移動」などの日常生活を送るうえの基本的動作についても部分的な介護が必要となる状態．

要介護3：要介護2の状態と比較して，日常生活の基本的動作と日常生活を送るのに必要な能力が著しく低下し，ほぼ全面的な介護が必要となる状態．

要介護4：要介護3の状態に加え，さらに動作能力が低下し，介護なしには日常生活を送ることが困難な状態．

要介護5：要介護4の状態よりさらに動作能力が低下しており，介護なしには日常生活を送ることがほぼ不可能な状態．

（自己負担）

　サービスに係る費用の1割（一定以上の所得者は2割または3割）が原則利用者の負担となっている．また，施設を利用するサービスについては，別に滞在費，食費，日常生活費がかかり，滞在費，食費は，所得に応じて減額される．市町村又は特別区の介護保険課へ申請が必要であり，利用限度月額を超えて利用した分は，全額利用者の負担となる．

（近年の改正点）

　2006年からの法改正により，「介護予防」に重きがおかれるようになった．新たに要支援を1と2に分け，この区分に認定される者は新予防給付とされる．これは介護予防，つまりは要介護にならないようにすることに目的が設定されている（ケアマネジメントも同様の視点をもつこととなった）．したがって自立援助（できることは本人が行い，介護者はその手助けをする）や転倒防止等のための機能訓練も重視されることとなった．

　また，施設サービスにおける居住費用および食費がすべて利用者の自己負担となり，在宅サービスの利用者との公平な費用負担となるよう法改正された．

　さらに新たなサービス枠として地域密着型サービスが行われることとなり，小規模多機能型居宅介護，小規模介護老人福祉施設等，地域で行える介護サービスを重視する制度となっている．

　2018年4月からは，認知症に関する施策の総合的な推進等として，国および地方公

共団体は，認知症（脳血管疾患，アルツハイマー病その他の要因に基づく脳の器質的な変化により日常生活に支障が生じる程度にまで記憶機能およびその他の認知機能が低下した状態）に対する国民の関心および理解を深め，認知症である者への支援が適切に行われるよう，認知症に関する知識の普及および啓発に努めなければならないこととなった．

そして2021年4月からは，前回改正後の新型コロナウイルスの感染拡大や自然災害の増加から，感染症や災害への対応力強化が加わり，次の5つの柱が改正の中心とされている．

1. 感染症や災害への対応力強化
2. 地域包括ケアシステムの推進
3. 自立支援・重度化防止の取組の推進
4. 介護人材の確保・介護現場の革新
5. 制度の安定性・持続可能性の確保

5. 各共済組合法

　　　『衛生学・公衆衛生学』参照のこと．

6. 労働者災害補償保険法

　　　『衛生学・公衆衛生学』参照のこと．

E　その他の関係法規

学習のポイント
＊個人情報保護法の概要を知る.
＊個人情報等の定義を知る.
＊個人情報の適切な取扱いについてのガイドラインを理解する.

1. 個人情報の保護に関する法律

（目的）

　本法は,デジタル社会の進展に伴い個人情報の利用が著しく拡大していることに鑑み,個人情報の適正な取扱いに関し,基本理念及び政府による基本方針の作成その他の個人情報の保護に関する施策の基本となる事項を定め,国及び地方公共団体の責務等を明らかにし,個人情報を取り扱う事業者及び行政機関等についてこれらの特性に応じて遵守すべき義務等を定めるとともに,個人情報保護委員会を設置することにより,行政機関等の事務及び事業の適正かつ円滑な運営を図り,並びに個人情報の適正かつ効果的な活用が新たな産業の創出並びに活力ある経済社会及び豊かな国民生活の実現に資するものであることその他の個人情報の有用性に配慮しつつ,個人の権利利益を保護することを目的とする.

（定義）

個人情報：生存する個人の情報であって,当該情報に含まれる氏名,生年月日その他の記述等〔文書,図画若しくは電磁的記録〔電磁的方式（電子的方式,磁気的方式その他人の知覚によっては認識することができない方式をいう.次項第2号において同じ.）で作られる記録をいう.以下同じ.〕に記載され,若しくは記録され,又は音声,動作その他の方法を用いて表された一切の事項（個人識別符号を除く.）をいう.以下同じ.〕により特定の個人を識別することができるもの（他の情報と容易に照合することができ,それにより特定の個人を識別することができることとなるものを含む.）.

個人識別符号：次の各号のいずれかに該当する文字,番号,記号その他の符号のうち,政令で定めるものをいう.

　①特定の個人の身体の一部の特徴を電子計算機の用に供するために変換した文字,番

　　号，記号その他の符号であって，当該特定の個人を識別することができるもの

②個人に提供される役務の利用若しくは個人に販売される商品の購入に関し割り当てられ，又は個人に発行されるカードその他の書類に記載され，若しくは電磁的方式により記録された文字，番号，記号その他の符号であって，その利用者若しくは購入者又は発行を受ける者ごとに異なるものとなるように割り当てられ，又は記載され，若しくは記録されることにより，特定の利用者若しくは購入者又は発行を受ける者を識別することができるもの．

個人情報データベース等：個人情報を含む情報の集合物であって，次に掲げるものをいう．

①特定の個人情報を電子計算機を用いて検索することができるように体系的に構成したもの（検索が可能なもの．一定のマニュアル処理情報を含む）

②前号に掲げるもののほか，特定の個人情報を容易に検索することができるように体系的に構成したものとして政令で定めるもの

個人情報取扱事業者：個人情報データベース等を事業の用に供している者をいう．ただし，次に掲げる者を除く．

①国の機関

②地方公共団体

③独立行政法人等

④地方独立行政法人

　　法改正により，5,000人以下の個人情報を有する（過去6か月間に1日でも取り扱い個人情報が5,000人分を超えない）事業者の適用除外規定が削除され，保有人数に関係なく該当する個人情報を保有すれば，個人情報保護法が適用されることになった．つまりはすべての施術所に可能性があることになる．

個人データ：個人情報データベース等を構成する個人情報をいう．

保有個人データ：個人情報取扱事業者が，開示，内容の訂正，追加又は削除，利用の停止消去及び第三者への提供の停止を行うことのできる権限を有する個人データであって，その存否が明らかになることにより公益その他の利益が害されるものとして政令で定めるもの以外のものをいう．

本人：個人情報によって識別される特定の個人をいう．

仮名加工情報：次の各号に掲げる個人情報の区分に応じて当該各号に定める措置を講じて他の情報と照合しない限り特定の個人を識別することができないように個人情報を加工して得られる個人に関する情報をいう．

①第1項第1号に該当する個人情報　当該個人情報に含まれる記述等の一部を削除すること（当該一部の記述等を復元することのできる規則性を有しない方法により他

の記述等に置き換えることを含む.).

②第1項第2号に該当する個人情報　当該個人情報に含まれる個人識別符号の全部を削除すること（当該個人識別符号を復元することのできる規則性を有しない方法により他の記述等に置き換えることを含む.）.

仮名加工情報取扱事業者：仮名加工情報を含む情報の集合物であって，特定の仮名加工情報を電子計算機を用いて検索することができるように体系的に構成したものその他特定の仮名加工情報を容易に検索することができるように体系的に構成したものとして政令で定めるもの（第35条の2第1項において「仮名加工情報データベース等」という.）を事業の用に供している者をいう. ただし，第5項各号に掲げる者を除く.

匿名加工情報：次の各号に掲げる個人情報の区分に応じて当該各号に定める措置を講じて特定の個人を識別することができないように個人情報を加工して得られる個人に関する情報であって，当該個人情報を復元することができないようにしたものをいう.

①第1項第1号に該当する個人情報　当該個人情報に含まれる記述等の一部を削除すること（当該一部の記述等を復元することのできる規則性を有しない方法により他の記述等に置き換えることを含む.）.

②第1項第2号に該当する個人情報　当該個人情報に含まれる個人識別符号の全部を削除すること（当該個人識別符号を復元することのできる規則性を有しない方法により他の記述等に置き換えることを含む.）.

要配慮個人情報：本人の人種，信条，社会的身分，病歴，犯罪歴，犯罪によって被害を受けた事実やその他本人に対する差別，偏見その他の不利益が生じないように取り扱いに特に配慮を要するものとして政令で定める記述等が含まれる個人情報をいう.

（個人情報取扱事業者等の義務）

①個人情報を取り扱うに当たり，その利用目的をできる限り特定

②特定された利用目的の達成に必要な範囲を超えた個人情報の取扱いの原則禁止

＊①②の規定は，次に掲げる場合については，適用しない.

ア　法令に基づく場合

イ　人の生命，身体又は財産の保護のために必要がある場合であって，本人の同意を得ることが困難であるとき.

ウ　公衆衛生の向上又は児童の健全な育成の推進のために特に必要がある場合であって，本人の同意を得ることが困難であるとき.

エ　国の機関若しくは地方公共団体又はその委託を受けた者が法令の定める事務を遂行することに対して協力する必要がある場合であって，本人の同意を得ることにより当該事務の遂行に支障を及ぼすおそれがあるとき.

③偽りその他不正の手段による個人情報の取得の禁止

④個人情報を取得した際の利用目的の通知又は公表

⑤本人から直接個人情報を取得する場合の利用目的の明示

⑥利用目的の達成に必要な範囲内で個人データの正確性，最新性を確保

⑦個人データの安全管理のために必要かつ適切な措置，従業者・委託先に対する必要かつ適切な監督

⑧本人の同意を得ない個人データの第三者提供の原則禁止

⑨本人の求めに応じて第三者提供を停止することとしており，その旨その他一定の事項を通知等しているときは，第三者提供が可能

⑩委託の場合，合併等の場合，特定の者との共同利用の場合（共同利用する旨その他一定の事項を通知等している場合）は第三者提供とみなさない

⑪保有個人データの利用目的，開示等に必要な手続等についての公表等

⑫保有個人データの本人からの求めに応じ，開示，訂正等，利用停止等

⑬個人情報の取扱いに関する苦情の適切かつ迅速な処理，等

（漏えい等の報告等）

　個人情報取扱事業者は，その取り扱う個人データの漏えい，滅失，毀損その他の個人データの安全の確保に係る事態であって個人の権利利益を害するおそれが大きいものとして個人情報保護委員会規則で定めるものが生じたときは，個人情報保護委員会規則で定めるところにより，当該事態が生じた旨を個人情報保護委員会に報告しなければならない．ただし，当該個人情報取扱事業者が，他の個人情報取扱事業者又は行政機関等から当該個人データの取扱いの全部又は一部の委託を受けた場合であって，個人情報保護委員会規則で定めるところにより，当該事態が生じた旨を当該他の個人情報取扱事業者又は行政機関等に通知したときは，この限りでない（第22条の2第1項）．

　前項に規定する場合には，個人情報取扱事業者（同項ただし書の規定による通知をした者を除く．）は，本人に対し，個人情報保護委員会規則で定めるところにより，当該事態が生じた旨を通知しなければならない．ただし，本人への通知が困難な場合であって，本人の権利利益を保護するため必要なこれに代わるべき措置をとるときは，この限りでない（第22条の2第2項）．

（個人関連情報の第三者提供の制限等）

　個人関連情報取扱事業者（個人関連情報データベース等（個人関連情報（生存する個人に関する情報であって，個人情報，仮名加工情報及び匿名加工情報のいずれにも該当しないものをいう．以下同じ．）を含む情報の集合物であって，特定の個人関連情報を

電子計算機を用いて検索することができるように体系的に構成したものその他特定の個人関連情報を容易に検索することができるように体系的に構成したものとして政令で定めるものをいう．以下この項において同じ．）を事業の用に供している者であって，第2条第5項各号に掲げる者を除いたものをいう．以下同じ．）は，第三者が個人関連情報（個人関連情報データベース等を構成するものに限る．以下同じ．）を個人データとして取得することが想定されるときは，第23条第1項各号に掲げる場合を除くほか，次に掲げる事項について，あらかじめ個人情報保護委員会規則で定めるところにより確認することをしないで，当該個人関連情報を当該第三者に提供してはならない．

①当該第三者が個人関連情報取扱事業者から個人関連情報の提供を受けて本人が識別される個人データとして取得することを認める旨の当該本人の同意が得られていること．

②外国にある第三者への提供にあっては，前号の本人の同意を得ようとする場合において，個人情報保護委員会規則で定めるところにより，あらかじめ，当該外国における個人情報の保護に関する制度，当該第三者が講ずる個人情報の保護のための措置その他当該本人に参考となるべき情報が当該本人に提供されていること（第26条の2第1項）．

第24条第3項の規定は，前項の規定により個人関連情報取扱事業者が個人関連情報を提供する場合について準用する．この場合において，同条第3項中「講ずるとともに，本人の求めに応じて当該必要な措置に関する情報を当該本人に提供し」とあるのは，「講じ」と読み替えるものとする（第26条の2第2項）．

前条第2項から第4項までの規定は，第1項の規定により個人関連情報取扱事業者が確認する場合について準用する．この場合において，同条第3項中「の提供を受けた」とあるのは，「を提供した」と読み替えるものとする（第26条の2第3項）．

本法では診療記録の形になっていないものでも個人情報として扱われる．たとえば，レントゲンフィルム，処方せん，検体，紹介状などである．そして映像，音声による情報も含まれ，客観的なデータだけでなく，柔道整復師が行った判断，評価も含まれることになる．

柔 道 整 復 師 法

柔 道 整 復 師 法 施 行 令

柔 道 整 復 師 法 施 行 規 則

柔道整復師法に基づく指定
登録機関及び指定試験機関
に関する省令

　　　　　　　　　　等

柔道整復師法

昭和45年 4 月14日法律第19号

改正　昭和57年 7 月23日法律第69号　　　　　平成11年12月22日同　第160号
　　　同　　63年 5 月31日同　　第72号　　　　平成13年 6 月29日同　　第87号
　　　平成元年 6 月28日同　　第31号　　　　　平成13年 7 月11日同　第105号
　　　平成 3 年 4 月 2 日同　　第25号　　　　　平成18年 6 月 2 日同　　第50号
　　　平成 5 年11月12日同　　第89号　　　　　平成19年 6 月27日同　　第96号
　　　平成 6 年 7 月 1 日同　　第84号　　　　　平成21年 4 月22日同　　第20号
　　　平成 7 年 5 月12日法律第91号　　　　　　平成23年 6 月24日同　　第74号
　　　平成11年 7 月16日同　　第87号　　　　　平成26年 6 月 4 日同　　第51号
　　　平成11年 7 月16日同　第102号　　　　　平成26年 6 月13日同　　第69号

第 1 章　総　　則

（目的）

　第 1 条　この法律は，柔道整復師の資格を定めるとともに，その業務が適正に運用されるように規律することを目的とする．

（定義）

　第 2 条　この法律において「柔道整復師」とは，厚生労働大臣の免許を受けて，柔道整復を業とする者をいう．

　2　この法律において「施術所」とは，柔道整復師が柔道整復の業務を行なう場所をいう．

第 2 章　免　　許

（免許）

　第 3 条　柔道整復師の免許（以下「免許」という．）は，柔道整復師国家試験（以下「試験」という．）に合格した者に対して，厚生労働大臣が与える．

（欠格事由）

　第 4 条　次の各号のいずれかに該当する者には，免許を与えないことがある．

　　①　心身の障害により柔道整復師の業務を適正に行うことができない者として厚生労働省令で定めるもの

　　②　麻薬，大麻又はあへんの中毒者

　　③　罰金以上の刑に処せられた者

④　前号に該当する者を除くほか，柔道整復の業務に関し犯罪又は不正の行為があ
　つた者

（柔道整復師名簿）
　第5条　厚生労働省に柔道整復師名簿を備え，免許に関する事項を登録する.

（登録及び免許証の交付）
　第6条　免許は，試験に合格した者の申請により，柔道整復師名簿に登録すること
によつて行う.
　2　厚生労働大臣は，免許を与えたときは，柔道整復師免許証（以下「免許証」という.）
を交付する.

（意見の聴取）
　第7条　厚生労働大臣は，免許を申請した者について，第4条第1号に掲げる者に
該当すると認め，同条の規定により免許を与えないこととするときは，あらかじめ，当
該申請者にその旨を通知し，その求めがあつたときは，厚生労働大臣の指定する職員に
その意見を聴取させなければならない.

（免許の取消し等）
　第8条　柔道整復師が，第4条各号のいずれかに該当するに至つたときは，厚生労
働大臣は，その免許を取り消し，又は期間を定めてその業務の停止を命ずることができ
る.
　2　前項の規定により免許を取り消された者であつても，その者がその取消しの理由
となつた事項に該当しなくなつたとき，その他その後の事情により再び免許を与えるこ
とが適当であると認められるに至つたときは，再免許を与えることができる.

（指定登録機関の指定等）
　第8条の2　厚生労働大臣は，厚生労働省令で定めるところにより，その指定する者
（以下「指定登録機関」という.）に，柔道整復師の登録の実施等に関する事務（以下「登
録事務」という.）を行わせることができる.
　2　指定登録機関の指定は，厚生労働省令で定めるところにより，登録事務を行おう
とする者の申請により行う.
　3　厚生労働大臣は，他に指定を受けた者がなく，かつ，前項の申請が次の各号に掲
げる要件を満たしていると認めるときでなければ，指定登録機関の指定をしてはならな

い.

①　職員，設備，登録事務の実施の方法その他の事項についての登録事務の実施に関する計画が，登録事務の適正かつ確実な実施のために適切なものであること.

②　前号の登録事務の実施に関する計画の適正かつ確実な実施に必要な経理的及び技術的な基礎を有するものであること.

4　厚生労働大臣は，第2項の申請が次の各号のいずれかに該当するときは，指定登録機関の指定をしてはならない.

①　申請者が，一般社団法人又は一般財団法人以外の者であること.

②　申請者が，その行う登録事務以外の業務により登録事務を公正に実施することができないおそれがあること.

③　申請者が，第8条の13の規定により指定を取り消され，その取消しの日から起算して2年を経過しない者であること.

④　申請者の役員のうちに，次のいずれかに該当する者があること.

　　イ　この法律に違反して，刑に処せられ，その執行を終わり，又は執行を受けることがなくなつた日から起算して2年を経過しない者

　　ロ　次条第2項の規定による命令により解任され，その解任の日から起算して2年を経過しない者

（指定登録機関の役員の選任及び解任）

第8条の3　指定登録機関の役員の選任及び解任は，厚生労働大臣の認可を受けなければ，その効力を生じない.

2　厚生労働大臣は，指定登録機関の役員が，この法律（この法律に基づく命令又は処分を含む.）若しくは第8条の5第1項に規定する登録事務規程に違反する行為をしたとき，又は登録事務に関し著しく不適当な行為をしたときは，指定登録機関に対し，当該役員の解任を命ずることができる.

（事業計画の認可等）

第8条の4　指定登録機関は，毎事業年度，事業計画及び収支予算を作成し，当該事業年度の開始前に（指定を受けた日の属する事業年度にあっては，その指定を受けた後遅滞なく），厚生労働大臣の認可を受けなければならない. これを変更しようとするときも，同様とする.

2　指定登録機関は，毎事業年度の経過後3月以内に，その事業年度の事業報告書及び収支決算書を作成し，厚生労働大臣に提出しなければならない.

（登録事務規程）

　第8条の5　指定登録機関は，登録事務の開始前に，登録事務の実施に関する規程（以下「登録事務規程」という．）を定め，厚生労働大臣の認可を受けなければならない．これを変更しようとするときも，同様とする．

　2　登録事務規程で定めるべき事項は，厚生労働省令で定める．

　3　厚生労働大臣は，第1項の認可をした登録事務規程が登録事務の適正かつ確実な実施上不適当となつたと認めるときは，指定登録機関に対し，これを変更すべきことを命ずることができる．

（指定登録機関が登録事務を行う場合の規定の適用等）

　第8条の6　指定登録機関が登録事務を行う場合における第5条及び第6条第2項の規定の適用については，第5条中「厚生労働省」とあるのは「指定登録機関」と，第6条第2項中「厚生労働大臣は，」とあるのは「厚生労働大臣が」と，「柔道整復師免許証（以下「免許証」という．）」とあるのは「指定登録機関は，柔道整復師免許証明書」とする．

　2　指定登録機関が登録事務を行う場合において，柔道整復師の登録又は免許証若しくは柔道整復師免許証明書（以下「免許証明書」という．）の記載事項の変更若しくは再交付を受けようとする者は，実費を勘案して政令で定める額の手数料を指定登録機関に納付しなければならない．

　3　前項の規定により指定登録機関に納められた手数料は，指定登録機関の収入とする．

（秘密保持義務等）

　第8条の7　指定登録機関の役員若しくは職員又はこれらの職にあつた者は，登録事務に関して知り得た秘密を漏らしてはならない．

　2　登録事務に従事する指定登録機関の役員又は職員は，刑法（明治40年法律第45号）その他の罰則の適用については，法令により公務に従事する職員とみなす．

（帳簿の備付け等）

　第8条の8　指定登録機関は，厚生労働省令で定めるところにより，登録事務に関する事項で厚生労働省令で定めるものを記載した帳簿を備え，これを保存しなければならない．

（監督命令）

第8条の9 厚生労働大臣は，この法律を施行するため必要があると認めるときは，指定登録機関に対し，登録事務に関し監督上必要な命令をすることができる．

（報告）

第8条の10 厚生労働大臣は，この法律を施行するため必要があると認めるときは，その必要な限度で，厚生労働省令で定めるところにより，指定登録機関に対し，報告をさせることができる．

（立入検査）

第8条の11 厚生労働大臣は，この法律を施行するため必要があると認めるときは，その必要な限度で，その職員に，指定登録機関の事務所に立ち入り，指定登録機関の帳簿，書類その他必要な物件を検査させ，又は関係者に質問させることができる．

2 前項の規定により立入検査を行う職員は，その身分を示す証明書を携帯し，かつ，関係者の請求があるときは，これを提示しなければならない．

3 第1項に規定する権限は，犯罪捜査のために認められたものと解釈してはならない．

（登録事務の休廃止）

第8条の12 指定登録機関は，厚生労働大臣の許可を受けなければ，登録事務の全部又は一部を休止し，又は廃止してはならない．

（指定の取消し等）

第8条の13 厚生労働大臣は，指定登録機関が第8条の2第4項各号（第3号を除く．）のいずれかに該当するに至つたときは，その指定を取り消さなければならない．

2 厚生労働大臣は，指定登録機関が次の各号のいずれかに該当するに至つたときは，その指定を取り消し，又は期間を定めて登録事務の全部若しくは一部の停止を命ずることができる．

① 第8条の2第3項各号に掲げる要件を満さなくなつたと認められるとき．

② 第8条の3第2項，第8条の5第3項又は第8条の9の規定による命令に違反したとき．

③ 第8条の4又は前条の規定に違反したとき．

④ 第8条の5第1項の認可を受けた登録事務規程によらないで登録事務を行つたとき．

⑤　次条第１項の条件に違反したとき．

（指定等の条件）

　第８条の14　第８条の２第１項，第８条の３第１項，第８条の４第１項，第８条の５第１項又は第８条の12の規定による指定，認可又は許可には，条件を付し，及びこれを変更することができる．

　２　前項の条件は，当該指定，認可又は許可に係る事項の確実な実施を図るため必要は最小限度のものに限り，かつ，当該指定，認可又は許可を受ける者に不当な義務を課することとなるものであつてはならない．

　第８条の15　削除

（指定登録機関がした処分等に係る審査請求）

　第８条の16　指定登録機関が行う登録事務に係る処分又はその不作為について不服がある者は，厚生労働大臣に対し，審査請求をすることができる．この場合において，厚生労働大臣は，行政不服審査法（平成26年法律第68号）第25条第２項及び第３項，第46条第１項及び第２項，第47条並びに第49条第３項の規定の適用については，指定登録機関の上級行政庁とみなす．

（厚生労働大臣による登録事務の実施等）

　第８条の17　厚生労働大臣は，指定登録機関の指定をしたときは，登録事務を行わないものとする．

　２　厚生労働大臣は，指定登録機関が第８条の12の規定による許可を受けて登録事務の全部若しくは一部を休止したとき，第８条の13第２項の規定により指定登録機関に対し登録事務の全部若しくは一部の停止を命じたとき，又は指定登録機関が天災その他の事由により登録事務の全部若しくは一部を実施することが困難となつた場合において必要があると認めるときは，登録事務の全部又は一部を自ら行うものとする．

（公示）

　第８条の18　厚生労働大臣は，次に掲げる場合には，その旨を官報に公示しなければならない．

　　①　第８条の２第１項の規定による指定をしたとき．

　　②　第８条の12の規定による許可をしたとき．

　　③　第８条の13の規定により指定を取り消し，又は登録事務の全部若しくは一部

の停止を命じたとき.

④　前条第2項の規定により登録事務の全部若しくは一部を自ら行うこととするとき,又は自ら行っていた登録事務の全部若しくは一部を行わないこととするとき.

（厚生労働省令への委任）

　第9条　この章に規定するもののほか,免許の申請,免許証又は免許証明書の交付,書換え交付,再交付,返納及び提出,柔道整復師名簿の登録,訂正及び消除並びに指定登録機関及びその行う登録事務並びに登録事務の引継ぎに関し必要な事項は,厚生労働省令で定める.

第3章　試　験

（試験の実施）

　第10条　試験は,柔道整復師として必要な知識及び技能について,厚生労働大臣が行う.

（柔道整復師試験委員）

　第11条　厚生労働大臣は,厚生労働省に置く柔道整復師試験委員（次項において「試験委員」という.）に試験の問題の作成及び採点を行わせる.

　2　試験委員は,試験の問題の作成及び採点について,厳正を保持し不正の行為のないようにしなければならない.

（受験資格）

　第12条　試験は,学校教育法（昭和22年法律第26号）第90条第1項の規定により大学に入学することのできる者（この項の規定により文部科学大臣の指定した学校が大学である場合において,当該大学が同条2項の規定により当該大学に入学させた者を含む.）で,3年以上,文部科学省令・厚生労働省令で定める基準に適合するものとして,文部科学大臣の指定した学校又は都道府県知事の指定した柔道整復師養成施設において解剖学,生理学,病理学,衛生学その他柔道整復師となるのに必要な知識及び技能を修得したものでなければ,受けることができない.

　2　文部科学大臣又は厚生労働大臣は,前項に規定する基準を定めようとするときは,あらかじめ,医道審議会の意見を聴かなければならない.

（不正行為者の受験停止等）

第13条　厚生労働大臣は，試験に関して不正の行為があった場合には，その不正行為に関係のある者について，その受験を停止させ，又はその試験を無効とすることができる．

2　厚生労働大臣は，前項の規定による処分を受けた者について，期間を定めて試験を受けることができないものとすることができる．

（受験手数料）

第13条の2　試験を受けようとする者は，実費を勘案して政令で定める額の受験手数料を国に納付しなければならない．

2　前項の受験手数料は，これを納付した者が試験を受けない場合においても，返還しない．

（指定試験機関の指定）

第13条の3　厚生労働大臣は，厚生労働省令で定めるところにより，その指定する者（以下「指定試験機関」という．）に，試験の実施に関する事務（以下「試験事務」という．）を行わせることができる．

2　指定試験機関の指定は，厚生労働省令で定めるところにより，試験事務を行おうとする者の申請により行う．

（指定試験機関の柔道整復師試験委員）

第13条の4　指定試験機関は，試験の問題の作成及び採点を柔道整復師試験委員（次項及び第3項，次条並びに第13条の7において「試験委員」という．）に行わせなければならない．

2　指定試験機関は，試験委員を選任しようとするときは，厚生労働省令で定める要件を備える者のうちから選任しなければならない．

3　指定試験機関は，試験委員を選任したときは，厚生労働省令で定めるところにより，厚生労働大臣にその旨を届け出なければならない．試験委員に変更があつたときも，同様とする．

（不正行為の禁止）

第13条の5　試験委員は，試験の問題の作成及び採点について，厳正を保持し不正の行為のないようにしなければならない．

（指定試験機関が試験事務を行う場合の受験の停止等）

　第13条の6　指定試験機関が試験事務を行う場合において，指定試験機関は，試験に関して不正の行為があつたときは，その不正行為に関係のある者について，その受験を停止させることができる．

　2　前項に定めるもののほか，指定試験機関が試験事務を行う場合における第13条及び第13条の2第1項の規定の適用については，第13条第1項中「その受験を停止させ，又はその試験」とあるのは「その試験」と，同条第2項中「前項」とあるのは「前項又は第13条の6第1項」と，第13条の2第1項中「国」とあるのは「指定試験機関」とする．

　3　前項の規定により読み替えて適用する第13条の2第1項の規定により指定試験機関に納められた受験手数料は，指定試験機関の収入とする．

（準用）

　第13条の7　第8条の2第3項及び第4項，第8条の3から第8条の5まで，第8条の7から第8条の14まで並びに第8条の16から第8条の18までの規定は，指定試験機関について準用する．この場合において，これらの規定中「登録事務」とあるのは「試験事務」と，「登録事務規程」とあるのは「試験事務規程」と，第8条の2第3項中「前項」とあり，及び同条第4項各号列記以外の部分中「第2項」とあるのは「第13条の3第2項」と，第8条の3第2項中「役員」とあるのは「役員（試験委員を含む．）」と，第8条の7第1項中「職員」とあるのは「職員（試験委員を含む．次項において同じ．）」と，第8条の13第2項第3号中「又は前条」とあるのは「，前条又は第13条の4」と，第8条の14第1項及び第8条の18第1号中「第8条の2第1項」とあるのは「第13条の3第1項」と読み替えるものとする．

（政令及び厚生労働省令への委任）

　第14条　この章に規定するもののほか，学校又は柔道整復師養成施設の指定及びその取消しに関し必要な事項は政令で，試験科目，受験手続その他試験に関し必要な事項並びに指定試験機関及びその行う試験事務並びに試験事務の引継ぎに関し必要な事項は厚生労働省令で定める．

第4章　業　務

（業務の禁止）

　第15条　医師である場合を除き，柔道整復師でなければ，業として柔道整復を行なつてはならない．

（外科手術，薬品投与等の禁止）

　第16条　柔道整復師は，外科手術を行ない，又は薬品を投与し，若しくはその指示をする等の行為をしてはならない．

（施術の制限）

　第17条　柔道整復師は，医師の同意を得た場合のほか，脱臼又は骨折の患部に施術をしてはならない．ただし，応急手当をする場合は，この限りでない．

（秘密を守る義務）

　第17条の2　柔道整復師は，正当な理由がなく，その業務上知り得た人の秘密を漏らしてはならない．柔道整復師でなくなつた後においても，同様とする．

（都道府県知事の指示）

　第18条　都道府県知事（保健所を設置する市又は特別区にあつては，市長又は区長．以下同じ．）は，衛生上害を生ずるおそれがあると認めるときは，柔道整復師に対し，その業務に関して必要な指示をすることができる．

　2　医師の団体は，前項の指示に関して，都道府県知事に意見を述べることができる．

第5章　施　術　所

（施術所の届出）

　第19条　施術所を開設した者は，開設後10日以内に，開設の場所，業務に従事する柔道整復師の氏名その他厚生労働省令で定める事項を施術所の所在地の都道府県知事に届け出なければならない．その届出事項に変更を生じたときも同様とする．

　2　施術所の開設者は，その施術所を休止し，又は廃止したときは，その日から10日以内に，その旨を前項の都道府県知事に届け出なければならない．休止した施術所を再

開したときも，同様とする．

（施術所の構造設備等）

　第20条　施術所の構造設備は，厚生労働省令で定める基準に適合したものでなければならない．

　2　施術所の開設者は，当該施術所につき，厚生労働省令で定める衛生上必要な措置を講じなければならない．

（報告及び検査）

　第21条　都道府県知事は，必要があると認めるときは，施術所の開設者若しくは柔道整復師に対し，必要な報告を求め，又はその職員に，施術所に立ち入り，その構造設備若しくは前条第2項の規定による衛生上の措置の実施状況を検査させることができる．

　2　前項の規定によつて立入検査をする職員は，その身分を示す証明書を携帯し，関係人の請求があつたときは，これを提示しなければならない．

　3　第1項の規定による立入検査の権限は，犯罪捜査のために認められるものと解してはならない．

（使用制限等）

　第22条　都道府県知事は，施術所の構造設備が第20条第1項の基準に適合していないと認めるとき，又は施術所につき同条第2項の衛生上の措置が講じられていないと認めるときは，その開設者に対し，期間を定めて，当該施術所の全部若しくは一部の使用を制限し，若しくは禁止し，又は当該構造設備を改善し，若しくは当該衛生上の措置を講ずべき旨を命ずることができる．

第6章　雑　則

　第23条　削除

（広告の制限）

　第24条　柔道整復の業務又は施術所に関しては，何人も，文書その他いかなる方法によるを問わず，次に掲げる事項を除くほか，広告をしてはならない．

　　①　柔道整復師である旨並びにその氏名及び住所

②　施術所の名称，電話番号及び所在の場所を表示する事項

③　施術日又は施術時間

④　その他厚生労働大臣が指定する事項

2　前項第1号及び第2号に掲げる事項について広告をする場合においても，その内容は，柔道整復師の技能，施術方法又は経歴に関する事項にわたつてはならない．

（緊急時における厚生労働大臣の事務執行）

第25条　第18条第1項の規定により都道府県知事の権限に属するものとされている事務は，緊急の必要があると厚生労働大臣が認める場合にあつては，厚生労働大臣又は都道府県知事が行うものとする．この場合においては，この法律の規定中都道府県知事に関する規定（当該事務に係るものに限る．）は，厚生労働大臣に関する規定として厚生労働大臣に適用があるものとする．

2　前項の場合において，厚生労働大臣又は都道府県知事が当該事務を行うときは，相互に密接な連携の下に行うものとする．

（権限の委任）

第25条の2　この法律に規定する厚生労働大臣の権限は，厚生労働省令で定めるところにより，地方厚生局長に委任することができる．

2　前項の規定により地方厚生局長に委任された権限は，厚生労働省令で定めるところにより，地方厚生支局長に委任することができる．

（経過措置）

第25条の3　この法律の規定に基づき命令を制定し，又は改廃する場合においては，その命令で，その制定又は改廃に伴い合理的に必要と判断される範囲内において，所要の経過措置（罰則に関する経過措置を含む．）を定めることができる．

第7章　罰　則

第26条　第8条の7第1項（第13条の7において準用する場合を含む．）の規定に違反した者は，1年以下の懲役又は50万円以下の罰金に処する．

第27条　第8条の13第2項（第13条の7において準用する場合を含む．）の規定による登録事務又は試験事務の停止の命令に違反したときは，その違反行為をした指定

登録機関又は指定試験機関の役員又は職員は，1年以下の懲役又は50万円以下の罰金に処する．

第28条　第11条第2項又は第13条の5の規定に違反して，不正の採点をした者は，1年以下の懲役又は50万円以下の罰金に処する．

第29条　次の各号のいずれかに該当する者は，50万円以下の罰金に処する．
　①　第15条の規定に違反した者
　②　第17条の2の規定に違反した者
　③　虚偽又は不正の事実に基づいて免許を受けた者
2　前項第2号の罪は，告訴がなければ公訴を提起することができない．

第30条　次の各号のいずれかに該当する者は，30万円以下の罰金に処する．
　①　第8条第1項の規定により業務の停止を命ぜられた者で，当該停止を命ぜられた期間中に，業務を行ったもの
　②　第17条の規定に違反した者
　③　第18条第1項の規定に基づく指示に違反した者
　④　第22条の規定に基づく処分又は命令に違反した者
　⑤　第24条の規定に違反した者
　⑥　第19条第1項又は第2項の規定による届出をせず，又は虚偽の届出をした者
　⑦　第21条第1項の規定による報告をせず，若しくは虚偽の報告をし，又は同項の規定による職員の検査を拒み，妨げ，若しくは忌避した者

第31条　次の各号のいずれかに該当するときは，その違反行為をした指定登録機関又は指定試験機関の役員又は職員は，30万円以下の罰金に処する．
　①　第8条の8（第13条の7において準用する場合を含む．）の規定に違反して帳簿を備えず，帳簿に記載せず，若しくは帳簿に虚偽の記載をし，又は帳簿を保存しなかつたとき．
　②　第8条の10（第13条の7において準用する場合を含む．）の規定による報告をせず，又は虚偽の報告をしたとき．
　③　第8条の11第1項（第13条の7において準用する場合を含む．）の規定による立入若しくは検査を拒み，妨げ，若しくは忌避し，又は質問に対して陳述をせず，若しくは虚偽の陳述をしたとき．
　④　第8条の12（第13条の7において準用する場合を含む．）の許可を受けない

で登録事務又は試験事務の全部を廃止したとき．

第32条　法人の代表者又は法人若しくは人の代理人，使用人その他の従業者が，その法人又は人の業務に関して，第30条第4号から第7号までの違反行為をしたときは，行為者を罰するほか，その法人又は人に対しても各本条の刑を科する．

附　則（昭和63年5月31日法律第72号）

（施行期日）

第1条　この法律は，平成2年4月1日から施行する．ただし，附則第9項の改正規定及び次条の規定は，公布の日から施行する．

（実施のための準備）

第2条　この法律による改正後の柔道整復師法（以下「新法」という．）の円滑な実施を確保するため，文部大臣は新法第12条に規定する学校，厚生大臣は新法第8条の2第1項に規定する指定登録機関（以下「指定登録機関」という．），新法第12条に規定する柔道整復師養成施設及び新法第13条の3に規定する指定試験機関に関し必要な準備を行うものとする．

（柔道整復師の免許に関する暫定措置）

第3条　厚生大臣の告示する日までの間は，新法第2条第1項及び第2章の規定は適用せず，改正前の柔道整復師法（以下「旧法」という．）第2条第1項及び第2章の規定（これに係る罰則を含む．）は，なおその効力を有する．

（柔道整復師試験に関する暫定措置）

第4条　厚生大臣の告示する日までの間は，新法第3章（第12条を除く．）の規定は適用せず，旧法第3章（第12条を除く．）の規定（これに係る罰則を含む．）は，なおその効力を有する．

第5条　前条に規定する厚生大臣の告示する日までの間は，旧法第25条第2項の規定は，なおその効力を有する．この場合において，同項中「第10条に規定する試験，第18条第1項に規定する指示及び第22条に規定する処分」とあるのは，「柔道整復師法の一部を改正する法律（昭和63年法律第72号）附則第4条の規定によりなお効力

を有するものとされる旧法第10条に規定する試験」と読み替えるものとする．

（柔道整復師国家試験の受験資格の特例）

第6条　新法第12条の規定にかかわらず，この法律の施行の際現に旧法第12条の規定により文部大臣の指定した学校又は厚生大臣の指定した柔道整復師養成施設において同条に規定する知識及び技能の修得を終えている者並びにこの法律の施行の際現に当該学校又は柔道整復師養成施設において当該知識及び技能を修得中の者であつてこの法律の施行後にその修得を終えたものは，柔道整復師国家試験を受けることができる．この場合において，当該知識及び技能を修得中の者がその修得を終える日までの間は，当該学校又は柔道整復師養成施設に係る旧法第12条の規定による文部大臣の指定又は厚生大臣の指定は，なおその効力を有する．

（旧法の規定により柔道整復師の免許を受けた者）

第7条　旧法の規定により柔道整復師の免許を受けた者は，新法の規定により柔道整復師の免許を受けた者とみなす．

（旧法の規定による柔道整復師免許証）

第8条　旧法第5条の規定により交付された柔道整復師免許証は・新法第6条第2項の規定により交付された柔道整復師免許証とみなす．

（旧法の規定による柔道整復師名簿）

第9条　旧法第6条の規定による柔道整復師名簿は，新法第5条の規定による柔道整復師名簿とみなし，旧法第6条の規定によりなされた柔道整復師名簿への登録は，新法第5条の規定によりなされた柔道整復師名簿への登録とみなす．

2　都道府県知事は，附則第3条に規定する厚生大臣の告示する日において，前項に規定する柔道整復師名簿を厚生大臣に引き継ぐものとする．

3　指定登録機関が柔道整復師の登録の実施等に関する事務を行う場合における前項の規定の適用については，「厚生大臣に」とあるのは，「指定登録機関に」とする．

（講習会）

第10条　この法律の施行の際現に柔道整復師である者及び附則第6条に規定する者で柔道整復師となつたものは，厚生労働大臣の指定する講習会を受けるように努めるものとする．

（旧法による処分及び手続）

第11条　この附則に特別の規定があるものを除くほか，旧法によってした処分，手続その他の行為は，新法中にこれに相当する規定があるときは，新法（第12条を除く．）によつてしたものとみなす．

（罰則に関する経過措置）

第12条　この法律の施行前にした行為に対する罰則の適用については，なお従前の例による．

2　この法律の施行の日から附則第3条又は第4条に規定する厚生大臣の告示する日までの間にした行為であつてこれらの規定によりなお効力を有するものとされる旧法第2章又は第3章（第12条を除く．）の規定に係るものに対する罰則の適用については，附則第3条又は第4条に規定する厚生大臣の告示する日後も，なお従前の例による．

（経過措置の政令への委任）

第13条　この附則に規定するもののほか，この法律の施行に伴い必要な経過措置は，政令で定める．

附　則 （平成26年6月13日法律第69号）抄

（施行期日）

第1条　この法律は，行政不服審査法（平成26年法律第68号）の施行の日〔平成28年4月1日〕から施行する．

（経過措置の原則）

第5条　行政庁の処分その他の行為又は不作為についての不服申立てであってこの法律の施行前にされた行政庁の処分その他の行為又はこの法律の施行前にされた申請に係る行政庁の不作為に係るものについては，この附則に特別の定めがある場合を除き，なお従前の例による．

（訴訟に関する経過措置）

第6条　この法律による改正前の法律の規定により不服申立てに対する行政庁の裁決，決定その他の行為を経た後でなければ訴えを提起できないこととされる事項であって，当該不服申立てを提起しないでこの法律の施行前にこれを提起すべき期間を経過し

たもの（当該不服申立てが他の不服申立てに対する行政庁の裁決，決定その他の行為を経た後でなければ提起できないとされる場合にあっては，当該他の不服申立てを提起しないでこの法律の施行前にこれを提起すべき期間を経過したものを含む．）の訴えの提起については，なお従前の例による．

2　この法律の規定による改正前の法律の規定（前条の規定によりなお従前の例によることとされる場合を含む．）により異議申立てが提起された処分その他の行為であって，この法律の規定による改正後の法律の規定により審査請求に対する裁決を経た後でなければ取消しの訴えを提起することができないこととされるものの取消しの訴えの提起については，なお従前の例による．

3　不服申立てに対する行政庁の裁決，決定その他の行為の取消しの訴えであって，この法律の施行前に提起されたものについては，なお従前の例による．

（罰則に関する経過措置）

第9条　この法律の施行前にした行為並びに附則第5条及び前2条の規定によりなお従前の例によることとされる場合におけるこの法律の施行後にした行為に対する罰則の適用については，なお従前の例による．

（その他の経過措置の政令への委任）

第10条　附則第5条から前条までに定めるもののほか，この法律の施行に関し必要な経過措置（罰則に関する経過措置を含む．）は，政令で定める．

柔道整復師法施行令

○政令第 302 号
　柔道整復師法関係手数料令をここに公布する.
　平成 4 年 9 月 24 日
　改正　平 9 政令 57・平 11 政令 393（改称）
　　　　平 12 政令 65・政令 309・平 16 政令 46
　　　　平 23 政令 248・平 27 政令 128
　　　　令 4 政令 39・令 5 政令 295

（免許に関する事項の登録等の手数料）

第 1 条　柔道整復師法（以下「法」という.）第 8 条の 6 第 2 項の政令で定める手数料の額は, 次の各号に掲げる者の区分に応じ, それぞれ当該各号に定める額とする.

①　柔道整復師の登録を受けようとする者　4,800 円

②　柔道整復師免許証又は柔道整復師免許証明書（次号において「免許証等」という.）の記載事項の変更を受けようとする者　3,700 円

③　免許証等の再交付を受けようとする者　4,000 円

（学校又は養成施設の指定）

第 2 条　行政庁は, 法第 12 条第 1 項に規定する学校又は柔道整復師養成施設（以下「学校養成施設」という.）の指定を行う場合には, 入学又は入所の資格, 修業年限, 教育の内容その他の事項に関し主務省令で定める基準に従い, 行うものとする.

2　都道府県知事は, 前項の規定により柔道整復師養成施設の指定をしたときは, 遅滞なく, 当該柔道整復師養成施設の名称及び位置, 指定をした年月日その他の主務省令で定める事項を厚生労働大臣に報告するものとする.

（指定の申請）

第 3 条　前条第 1 項の学校養成施設の指定を受けようとするときは, その設置者は, 申請書を, 行政庁に提出しなければならない.

（変更の承認又は届出）

第 4 条　第 2 条第 1 項の指定を受けた学校養成施設（以下「指定学校養成施設」という.）の設置者は, 主務省令で定める事項を変更しようとするときは, 行政庁に申請し, その承認を受けなければならない.

2　指定学校養成施設の設置者は, 主務省令で定める事項に変更があったときは, そ

の日から一月以内に，行政庁に届け出なければならない．この場合において，当該設置者が学校の設置者であるときは，その所在地の都道府県知事を経由して行わなければならない．

　3　都道府県知事は，第1項の規定により，第2条第1項の指定を受けた柔道整復師養成施設（以下この項及び第7条第2項において「指定養成施設」という．）の変更の承認をしたとき，又は前項の規定により指定養成施設の変更の届出を受理したときは，主務省令で定めるところにより，当該変更の承認又は届出に係る事項を厚生労働大臣に報告するものとする．

（報告）

第5条　指定学校養成施設の設置者は，毎学年度開始後二月以内に，主務省令で定める事項を，行政庁に報告しなければならない．

　2　都道府県知事は，前項の規定により報告を受けたときは，毎学年度開始後四月以内に，当該報告に係る事項（主務省令で定めるものを除く．）を厚生労働大臣に報告するものとする．

（報告の徴収及び指示）

第6条　行政庁は，指定学校養成施設につき必要があると認めるときは，その設置者又は長に対して報告を求めることができる．

　2　行政庁は，第2条第1項に規定する主務省令で定める基準に照らして，指定学校養成施設の教育の内容，教育の方法，施設，設備その他の内容が適当でないと認めるときは，その設置者又は長に対して必要な指示をすることができる．

（指定の取消し）

第7条　行政庁は，指定学校養成施設が第2条第1項に規定する主務省令で定める基準に適合しなくなったと認めるとき，若しくはその設置者若しくは長が前条第2項の規定による指示に従わないとき，又は次条の規定による申請があったときは，その指定を取り消すことができる．

　2　都道府県知事は，前項の規定により指定養成施設の指定を取り消したときは，遅滞なく，当該指定養成施設の名称及び位置，指定を取り消した年月日その他の主務省令で定める事項を厚生労働大臣に報告するものとする．

（指定取消しの申請）

第8条　指定学校養成施設について，行政庁の指定の取消しを受けようとするときは，

その設置者は，申請書を，行政庁に提出しなければならない．

（国の設置する学校養成施設の特例）

　第9条　国の設置する学校養成施設に係る第2条から前条までの規定の適用については，次の表の上欄に掲げる規定中同表の中欄に掲げる字句は，それぞれ同表の下欄に掲げる字句と読み替えるものとする．

第2条第2項	ものとする	ものとする．ただし，当該柔道整復師養成施設の所管大臣が厚生労働大臣である場合は，この限りでない
第3条	設置者	所管大臣
	申請書を，行政庁に提出しなければならない．	書面により，行政庁に申し出るものとする
第4条第1項	設置者	所管大臣
	行政庁に申請し，その承認を受けなければならない．	行政庁に協議し，その承認を受けるものとする
第4条第2項	設置者	所管大臣
	行政庁に届け出なければならない．	行政庁に通知するものとする
第4条第3項	この項	この項，次条第2項
	届出	通知
	ものとする	ものとする．ただし，当該指定養成施設の所管大臣が厚生労働大臣である場合は，この限りでない
第5条第1項	設置者	所管大臣
	行政庁に報告しなければならない．	行政庁に通知するものとする
第5条第2項	報告を	通知を
	当該報告	当該通知
	ものとする	ものとする．ただし，当該通知に係る指定養成施設の所管大臣が厚生労働大臣である場合は，この限りでない
第6条第1項	設置者又は長	所管大臣
第6条第2項	設置者又は長	所管大臣
	指示	勧告
第7条第1項	第二条第一項に規定する主務省令で定める基準に適合しなくなったと認めるとき，若しくはその設置者若しくは長が前条第二項の規定による指示に従わないとき	第二条第一項に規定する主務省令で定める基準に適合しなくなったと認めるとき
	申請	申出
第7条第2項	ものとする	ものとする．ただし，当該指定養成施設の所管大臣が厚生労働大臣である場合は，この限りでない
前条	設置者	所管大臣
	申請書を，行政庁に提出しなければならない．	書面により，行政庁に申し出るものとする

（主務省令への委任）

第10条 第2条から前条までに定めるもののほか，申請書の記載事項その他学校養成施設の指定に関して必要な事項は，主務省令で定める．

（行政庁等）

第11条 この政令における行政庁は，法第12条第1項の規定による学校の指定に関する事項については文部科学大臣とし，同条の規定による柔道整復師養成施設の指定に関する事項については都道府県知事とする．

2 この政令における主務省令は，文部科学省令・厚生労働省令とする．

（受験手数料）

第12条 法第13条の2第1項の政令で定める受験手数料の額は，23,900円とする．

（権限の委任）

第13条 この政令に規定する厚生労働大臣の権限は，厚生労働省令で定めるところにより，地方厚生局長に委任することができる．

2 前項の規定により地方厚生局長に委任された権限は，厚生労働省令で定めるところにより，地方厚生支局長に委任することができる．

附則（抄）

1 この政令は，平成4年10月1日から施行する．

附則 (平成27年3月31日政令第128号) 抄

（施行期日）

第1条 この政令は，平成27年4月1日から施行する．

（処分，申請等に関する経過措置）

第4条 附則第2条第1項及び前条第1項に定めるもののほか，施行日前にこの政令による改正前のそれぞれの政令の規定によりされた承認等の処分その他の行為（以下この項において「処分等の行為」という．）又はこの政令の施行の際現にこの政令による改正前のそれぞれの政令の規定によりされている承認等の申請その他の行為（以下この項において「申請等の行為」という．）で，施行日においてこれらの行為に係る行政

事務を行うべき者が異なることとなるものは，施行日以後におけるこの政令による改正後のそれぞれの政令の適用については，この政令による改正後のそれぞれの政令の相当規定によりされた処分等の行為又は申請等の行為とみなす．

　2　附則第2条第2項及び前条第2項に定めるもののほか，施行日前にこの政令による改正前のそれぞれの政令の規定により国又は都道府県の機関に対し報告，届出その他の手続をしなければならない事項で，施行日前にその手続がされていないものについては，これを，この政令による改正後のそれぞれの政令の相当規定により地方公共団体の相当の機関に対して報告，届出その他の手続をしなければならない事項についてその手続がされていないものとみなして，この政令による改正後のそれぞれの政令の規定を適用する．

附則（令和5.9.29政令295）

　この政令は，公布の日から施行する．

柔道整復師法施行規則

○厚生省令第 20 号
平成 2 年 3 月 29 日
改正　平 4 厚令 53・平 6 厚令 6・19・47・
　　　平 8 厚令 62・平 9 厚令 25・平 11 厚令 2・
　　　平 12 厚令 55・101・127・平 13 厚労令 158・
　　　平 16 厚労令 47・68・平 21 厚労令 139
　　　平 24 厚労令 97・平 30 厚労令 131・
　　　令元厚労令 1・令 4 厚労令 107

第 1 章　免　許

（法第 4 条第 1 号の厚生労働省令で定める者）

　第 1 条　柔道整復師法（昭和 45 年法律第 19 号．以下「法」という．）第 4 条第 1 号の厚生労働省令で定める者は，精神の機能の障害により柔道整復師の業務を適正に行うに当たって必要な認知，判断及び意思疎通を適切に行うことができない者とする．

（治療等の考慮）

　第 1 条の 2　厚生労働大臣は，柔道整復師の免許（以下「免許」という．）の申請を行った者が前条に規定する者に該当すると認める場合において，当該者に免許を与えるかどうかを決定するときは，当該者が現に受けている治療等により障害の程度が軽減している状況を考慮しなければならない．

（免許の申請）

　第 1 条の 3　免許を受けようとする者は，様式第 1 号による申請書を厚生労働大臣に提出しなければならない．

　2　前項の申請書には，次に掲げる書類を添えなければならない．

　　①柔道整復師国家試験（以下「試験」という．）の合格証書の写し又は合格証明書

　　②戸籍の謄本若しくは抄本又は住民票の写し（住民基本台帳法（昭和 42 年法律第 81 号）第 7 条第 5 号に掲げる事項（出入国管理及び難民認定法（昭和 26 年政令第 319 号）第 19 条の 3 に規定する中長期在留者（以下「中長期在留者」という．）及び日本国との平和条約に基づき日本の国籍を離脱した者等の出入国管理に関する特例法（平成 3 年法律第 71 号）に定める特別永住者（以下「特別永住者」という．）については，住民基本台帳法第 30 条の 45 に規定する国籍等）を記載し

たものに限る．第6条第2項において同じ．）（出入国管理及び難民認定法第19条の3各号に掲げる者については，旅券その他の身分を証する書類の写し．第6条第2項において同じ．）

③精神の機能の障害又は麻薬，大麻若しくはあへんの中毒者であるかないかに関する医師の診断書

　3　第1項の申請書に合格した試験の施行年月，受験地及び受験番号を記載した場合には，前項第1号の書類の添付を省略することができる．

（名簿の登録事項）

　第2条　柔道整復師名簿（以下「名簿」という．）には，次に掲げる事項を登録する．

①登録番号及び登録年月日

②本籍地都道府県名（日本の国籍を有しない者については，その国籍），氏名，生年月日及び性別

③試験合格の年月

④免許の取消し又は業務の停止の処分に関する事項

⑤再免許の場合には，その旨

⑥柔道整復師免許証（以下「免許証」という．）又は柔道整復師免許証明書（以下「免許証明書」という．）を書換え交付し，又は再交付した場合には，その旨並びにその理由及び年月日

⑦登録の消除をした場合には，その旨並びにその理由及び年月日

（名簿の訂正）

　第3条　柔道整復師は，前条第2号の登録事項に変更を生じたときは，30日以内に，名簿の訂正を申請しなければならない．

　2　前項の申請をするには，様式第2号による申請書に戸籍の謄本又は抄本（中長期在留者及び特別永住者については住民票の写し（住民基本台帳法第30条の45に規定する国籍等を記載したものに限る。第5条第2項において同じ．）及び前項の申請の事由を証する書類とし，出入国管理及び難民認定法第19条の3各号に掲げる者については旅券その他の身分を証する書類の写し及び前項の申請の事由を証する書類とする．）を添え，これを厚生労働大臣に提出しなければならない．

（登録の消除）

　第4条　名簿の登録の消除を申請するには，様式第3号による申請書を厚生労働大臣に提出しなければならない．

　2　柔道整復師が死亡し，又は失踪の宣告を受けたときは，戸籍法（昭和22年法律第224号）による死亡又は失踪の届出義務者は，30日以内に，名簿の登録の消除を申請しなければならない．

　3　前項の規定による名簿の登録の消除を申請するには，申請書に，当該柔道整復師が死亡し，又は失踪の宣告を受けたことを証する書類を添えなければならない．

（免許証の書換え交付申請）

第5条　柔道整復師は，免許証又は免許証明書の記載事項に変更を生じたときは，免許証の書換え交付を申請することができる．

　2　前項の申請をするには，様式第2号による申請書に免許証又は免許証明書及び戸籍の謄本又は抄本（中長期在留者及び特別永住者については住民票の写し及び同項の申請の事由を証する書類とし，出入国管理及び難民認定法第19条の3各号に掲げる者については旅券その他の身分を証する書類の写し及び同項の申請の事由を証する書類とする．）を添え，これを厚生労働大臣に提出しなければならない．

（免許証の再交付申請）

第6条　柔道整復師は，免許証又は免許証明書を破り，汚し，又は失ったときは，免許証の再交付を申請することができる．

　2　前項の申請をするには，様式第4号による申請書に戸籍の謄本若しくは抄本又は住民票の写しを添えて厚生労働大臣に提出しなければならない．

　3　第1項の申請をする場合には，手数料として4,000円を国に納めなければならない．

　4　免許証又は免許証明書を破り，又は汚した柔道整復師が第1項の申請をする場合には，申請書にその免許証又は免許証明書を添えなければならない．

　5　柔道整復師は，免許証の再交付を受けた後，失った免許証又は免許証明書を発見したときは，5日以内に，これを厚生労働大臣に返納しなければならない．

（免許証又は免許証明書の返納）

第7条　柔道整復師は，名簿の登録の消除を申請するときは，免許証又は免許証明書を厚生労働大臣に返納しなければならない．第4条第2項の規定により名簿の登録の消除を申請する者についても，同様とする．

　2　柔道整復師は，免許を取り消されたときは，5日以内に免許証又は免許証明書を厚生労働大臣に返納しなければならない．

（登録免許税及び手数料の納付）

　第8条　第1条の3第1項又は第3条第2項の申請書には，登録免許税の領収証書又は登録免許税の額に相当する収入印紙をはらなければならない．

　2　第6条第2項の申請書には，手数料の額に相当する収入印紙をはらなければならない．

（規定の適用等）

　第9条　法第8条の2第1項に規定する指定登録機関（以下「指定登録機関」という．）が柔道整復師の登録の実施等に関する事務を行う場合における第1条の3第1項，第3条第2項，第4条第1項，第5条（見出しを含む．），第6条の見出し，同条第1項，第2項及び第5項並びに第7条の規定の適用については，これらの規定（第5条の見出し，同条第1項，第6条の見出し及び同条第1項を除く．）中「厚生労働大臣」とあるのは「指定登録機関」と，第5条見出し及び同条第1項中「免許証の書換え交付」とあるのは「免許証明書の書換え交付」と，第6条の見出し並びに同条第1項及び第5項中「免許証の再交付」とあるのは「免許証明書の再交付」とする．

　2　第1項に規定する場合においては，第6条第3項及び第8条第2項の規定は適用しない．

第2章　試　　験

（試験科目）

　第10条　試験の科目は，次のとおりとする．

　　解剖学

　　生理学

　　運動学

　　病理学概論

　　衛生学・公衆衛生学

　　一般臨床医学

　　外科学概論

　　整形外科学

　　リハビリテーション医学

　　柔道整復理論

　　関係法規

（試験施行期日等の公告）

第11条　試験を施行する期日及び場所並びに受験願書の提出期限は，あらかじめ，官報で公告する．

（受験の手続）

第12条　試験を受けようとする者は，様式第5号による受験願書を厚生労働大臣に提出しなければならない．

2　前項の受験願書には，次に掲げる書類を添えなければならない．

　　①　修業証明書又は卒業証明書

　　②　写真（出願前6月以内に脱帽して正面から撮影した縦6センチメートル横4センチメートルのもので，その裏面には撮影年月日及び氏名を記載すること．）

（合格証書の交付）

第13条　厚生労働大臣は，試験に合格した者に合格証書を交付するものとする．

（合格証明書の交付及び手数料）

第14条　試験に合格した者は，厚生労働大臣に合格証明書の交付を申請することができる．

2　前項の申請をする場合には，手数料として2,950円を国に納めなければならない．

（手数料の納入方法）

第15条　第12条第1項又は前条第1項の出願又は申請をする場合には，手数料の額に相当する収入印紙を受験願書又は申請書にはらなければならない．

（規定の適用等）

第16条　法第13条の3第1項に規定する指定試験機関（以下「指定試験機関」という．）が試験の実施に関する事務を行う場合における第12条第1項，第13条及び第14条の規定の適用については，これらの規定中「厚生労働大臣」とあり，及び「国」とあるのは，「指定試験機関」とする．

2　前項の規定により読み替えて適用する第14条第2項の規定により指定試験機関に納められた手数料は，指定試験機関の収入とする．

3　第1項に規定する場合においては，第15条の規定は適用しない．

第3章　施術所

(届出事項)

第17条　法第19条第1項前段の規定により届け出なければならない事項は，次のとおりとする.

① 開設者の氏名及び住所（法人については，名称及び主たる事務所の所在地）

② 開設の年月日

③ 名称

④ 開設の場所

⑤ 業務に従事する柔道整復師の氏名

⑥ 構造設備の概要及び平面図

(施術所の構造設備基準)

第18条　法第20条第1項の厚生労働省令で定める基準は，次のとおりとする.

① 6.6平方メートル以上の専用の施術室を有すること.

② 3.3平方メートル以上の待合室を有すること.

③ 施術室は，室面積の7分の1以上に相当する部分を外気に開放し得ること. ただし，これに代わるべき適当な換気装置があるときはこの限りではない.

④ 施術に用いる器具，手指等の消毒設備を有すること.

(衛生上必要な措置)

第19条　法第20条第2項の厚生労働省令で定める措置は，次のとおりとする.

① 常に清潔に保つこと.

② 採光，照明及び換気を充分にすること.

(身分を示す証明書の様式)

第20条　法第21条第2項に規定する証明書は，様式第6号による.

附　則 (抄)

(施行期日)

1　この省令は，平成2年4月1日から施行する.

（免許に関する暫定措置）

2　柔道整復師法の一部を改正する法律（昭和63年法律第72号．以下「改正法」という．）附則第3条に規定する厚生大臣の告示する日までの間は，この省令による改正後の柔道整復師法施行規則（以下「新令」という．）第1章の規定は適用せず，この省令による改正前の柔道整復師法施行規則（以下「旧令」という．）第1章の規定は，なおその効力を有する．

（試験に関する暫定措置）

3　改正法附則第4条に規定する厚生大臣の告示する日までの間は，新令第2章の規定は適用せず，旧令第2章の規定は，なおその効力を有する．

（中等学校を卒業した者と同等以上の学力があると認められる者）

4　法附則第11項に規定する旧中等学校令（昭和18年勅令第36号）による中等学校（以下「中等学校」という．）を卒業した者と同等以上の学力があると認められる者は，次のとおりとする．

① 旧国民学校令（昭和16年勅令第148号）による国民学校（以下「国民学校」という．）初等科修了を入学資格とする修業年限4年の旧中等学校令による高等女学校卒業を入学資格とする同令による高等女学校の高等科又は専攻科の第1学年を修了した者

② 国民学校初等科修了を入学資格とする修業年限4年の旧中等学校令による実業学校卒業を入学資格とする同令による実業学校専攻科の第1学年を修了した者

③ 旧師範教育令（昭和18年勅令第109号）による師範学校予科の第3学年を修了した者

④ 旧師範教育令による附属中学校又は附属高等女学校を卒業した者

⑤ 旧師範教育令（明治20年勅令第346号）による師範学校本科第1部の第3学年を修了した者

⑥ 内地以外の地域における学校の生徒，児童，卒業者等の他の学校へ入学及び転学に関する規程（昭和18年文部省令第63号）第2条若しくは第5条の規定により中等学校を卒業した者又は前各号に掲げる者と同一の取扱いを受ける者

⑦ 旧青年学校令（昭和14年勅令第254号）による青年学校本科（修業年限2年の者を除く．）を卒業した者

⑧ 旧専門学校令（明治36年勅令第61号）に基づく旧専門学校入学者検定規程（大正13年文部省令第22号）による試験検定に合格した者又は同規程により文部大臣において専門学校入学に関し中学校若しくは高等女学校卒業者と同等以上の

学力を有するものと指定した者

⑨　旧実業学校卒業程度検定規程（大正14年文部省令第30号）による検定に合格した者

⑩　旧高等試験令（昭和4年勅令第15号）第7条の規定により文部大臣が中学校卒業程度において行う試験に合格した者

⑪　教育職員免許法施行法（昭和24年法律第148号）第1条第1項の表の第2号，第3号，第6号若しくは第9号の上欄に掲げる教員免許状を有する者又は同法第2条第1項の表の第9号，第18号から第20号の4まで，第21号若しくは第23号の上欄に掲げる資格を有する者

⑫　前各号に掲げる者のほか，厚生労働大臣において，柔道整復師国家試験の受験に関し中等学校の卒業者と同等以上の学力を有するものと指定した者

附　則（令和元年5月7日厚生労働省令第1号）抄

（施行期日）

第1条　この省令は，公布の日から施行する．

（経過措置）

第2条　この省令による改正前のそれぞれの省令で定める様式（次項において「旧様式」という．）により使用されている書類は，この省令による改正後のそれぞれの省令で定める様式によるものとみなす．

2　旧様式による用紙については，合理的に必要と認められる範囲内で，当分の間，これを取り繕って使用することができる．

様式第一号（第一条の三関係）

| 記入不要 | 登録番号 | |
| | 登録年月日 | |

| 収　入　印　紙　欄 |
| （収入印紙は消印しないで下さい） |

柔 道 整 復 師 免 許 申 請 書

| 平成令和　　年　月施行第 | | 回 柔道整復師国家試験合格 | 受験地コード | | | 受験番号 | | | | |
| | | | 受験地 | | | | | | | |

1. 罰金以上の刑に処せられたことの有無。（有の場合、その罪、刑及び刑の事実の確定年月日）
　　　有・無　_____

2. 柔道整復の業務に関し犯罪又は不正行為を行ったことの有無。（有の場合、違反の事実及び年月日）
　　　有・無　_____

3. 出願後の本籍又は氏名の変更の有無。（有の場合、出願時の本籍又は氏名）
　　　有・無　_____

4. 旧姓併記の希望の有無。
　　　有・無

上記により、柔道整復師免許を申請します。

_____年___月___日

| 本籍地コード | | |
| 本　　籍（国　籍） | | 都道府県 |

| 電 話 番 号 | 　　　　　（　　　　　） |
| 住　　　所 | 〒　　―　　　都道府県　市区郡 |

ふ り が な	(氏)	(名)	
氏　　　名			印
	(旧姓)		
通 称 名			

| 性別 | 男 |
| | 女 |

| 生 年 月 日 | 昭平令西和成和暦 | | | 年 | | 月 | | 日 | |

受 付 印

厚 生 労 働 大 臣
指定登録機関代表者　　殿

記入不要	登録番号		収　入　印　紙　欄
	訂正書換え交付年月日		（収入印紙は消印しないで下さい）

柔道整復師名簿訂正・免許証書換え交付申請書

登録番号	第						号	登録年月日	昭和平成令和	年		月		日

登録都道府県名		都道府県	財団

変更を生じた事項

	変　更　前	変更後（第1回）	変更後（第2回）
本籍地コード			
本籍（国籍）	都道府県	都道府県	都道府県
ふりがな	（氏）　　（名）	（氏）　　（名）	（氏）　　（名）
氏名			
	（旧姓）	（旧姓）	（旧姓）
旧姓併記の希望		有・無	有・無
通称名			
生年月日	昭和平成令和西暦　　年　月　日	昭和平成令和西暦　　年　月　日	
変更の理由		※	※

上記により、柔道整復師名簿訂正・免許証書換え交付を申請します。

　　　　　　　年　　　月　　　日

電話番号	（　　　　　）
住所	〒　　都道府県　　市区郡
氏名		印	生年月日	昭和平成令和西暦　　年　月　日

受　付　印

厚生労働大臣
指定登録機関代表者　殿

※印の欄には記載しないこと

記入不要	消除年月日		柔道整復師名簿登録消除申請書

| 登　録　番　号 | 第 | | | | 号 | 登録年月日 | 昭和平成令和 | | 年 | | 月 | | 日 |

| 登録都道府県名 | | 都道府県 | 財　団 |

| ※コード番号 | | |
| 本　　籍（国　籍） | | 都道府県 |

| ふ　り　が　な | （氏） | （名） |
| 氏　　　　名 | | |

| 生　年　月　日 | 大正昭和平成令和西暦 | | 年 | | 月 | | 日 |

| 消除理由の生じた年月日 | | | 年 | | 月 | | 日 |

| ※コード番号 | | |
| 消　除　理　由 | 死　亡　・　失　　踪　・　その他 |

　　上記により、柔道整復師名簿の登録を消除されたく免許証（免許証明書）及び関係書類を添えて申請します。

　　　　　　＿＿＿＿年＿＿＿月＿＿＿日

電　話　番　号	（　　　　　　）	
住　　　所	〒　　都道府県	市区郡
氏　　　名		

受　付　印

　　厚　生　労　働　大　臣
　　指　定　登　録　機　関　代　表　者　　殿

※印の欄には記載しないこと

記入不要	登録番号	
	再　交　付 年　月　日	

柔道整復師免許証再交付申請書

登録番号	第						号	登録年月日	昭和 平成 令和		年		月		日

登録都道府県名		都道 府県	財　団	

本籍地コード			
本　籍 （国　籍）		都道 府県	

ふりがな	（氏）	（名）		性　　別	男
氏　　名					女
	（旧姓）				
通　称　名					

生年月日	昭和 平成 令和 西暦			年		月		日	※					

免許取得 資　格	昭和 平成 令和		年		月施行第		回		都道 府県	柔道整復師試験合格

　　上記の柔道整復師免許証（免許証明書）を（破った・汚した・失った）ので関係書類を添えて免許証の再交付を申請します。

　　＿＿＿＿年＿＿月＿＿日

電話番号	（　　　　）	
住　　所	〒 　　　　都道　　　　市区 　　　　府県　　　　郡	
氏　　名		印

※　財　団　受　付　印

厚　生　労　働　大　臣
指定登録機関代表者　殿

※印の欄には記載しないこと

様式第五号（第十二条関係）

柔道整復師国家試験受験願書

収入印紙 （消印しないこと。）						

ふりがな 氏　　名		性別	男	受験番号	※
			女		

生年月日	明治 大正 昭和 平成 令和	年　月　日	本　籍 （国籍）	（都道府県）	受験希望地	

電　　話	（　　　　）

現　住　所	都道　　　市　　　　区　　　　　町　　　　　　　　番地 府県　　　郡　　　　　　　　　　村　　　番　　　　　号

養成施設名	

最終学歴	年卒業（見込）

連　絡　先	電話番号　　　（　　　）　　　　　（内線　　　）

　上記により、柔道整復師国家試験を受験したいので申し込みます。

　令和　　年　　月　　日
　　　厚生労働大臣
　　　指定試験機関代表者　　　殿

　　　　　　　　　　　　　　　　　氏　　名　　　　　　　　㊞

備考　1．※印欄には、記入しないこと。
　　　2．該当する不動文字を○で囲むこと。
　　　3．黒ボールペンを用い、かい書ではっきりと記入すること。
　　　4．指定試験機関に申し込む場合には、所定の手続により受験手数料を納付し、収入印紙ははらないこと。
　　　5．修業証明書又は卒業証明書については、学校・養成施設の長の発行に係るものであること。
　　　6．氏名については、記名押印又は署名のいずれかにより記載すること。
　　　7．用紙の大きさは、A4とすること。

様式第六号（第二十条関係）

（表面）

第　　号

柔道整復師法第21条第2項の規定に
よる身分証明書

　　　氏　名

　　　　　年　　月　　日生

　　年　　月　　日発行

　　都　道　府　県　印
　（保健所設置市又は特別区）

写

真

（裏面）

柔道整復師法（昭和45年法律第19号）
抜すい
第21条　都道府県知事は、必要があると
　認めるときは、施設所の開設者若しく
　は柔道整復師に対し、必要な報告を求
　め、又はその職員に、施術所に立ち入
　り、その構造設備若しくは前条第2項
　の規定による衛生上の措置の実施状況
　を検査させることができる。
2　前項の規定によつて立入検査をする
　職員は、その身分を示す証明書を携帯
　し、関係人の請求があつたときは、こ
　れを提示しなければならない。
3　第1項の規定による立入検査の権限
　は、犯罪捜査のために認められたもの

と解してはならない。
第30条　次の各号のいずれかに該当す
　る者は、30万円以下の罰金に処する。
七　第21条第1項の規定による報告を
　　せず、若しくは虚偽の報告をし、又
　　は同項の規定による職員の検査を拒
　　み、妨げ、若しくは忌避した者

注　保健所を設置する市又は特別区に
　あっては、柔道整復師法第18条第1項
　の規定により、前記都道府県知事の権
　限は市長または区長が行うこととなっ
　ている。

柔道整復師法第25条の2及び柔道整復師法施行令第14条の規定により地方厚生局長及び地方厚生支局長に委任する権限を定める省令

○厚生労働省令第61号
平成19年3月30日

柔道整復師法（昭和45年法律第19号）第25条の2及び柔道整復師法施行令（平成4年政令第302号）第14条の規定により地方厚生局長及び地方厚生支局長に委任する権限を定める省令を次のように定める.

1　柔道整復師法（以下「法」という.）第25条の2第1項及び柔道整復師法施行令（以下「令」という.）第14条第1項の規定により，次に掲げる厚生労働大臣の権限は，地方厚生局長に委任する. ただし，厚生労働大臣が第2号に掲げる権限（令第7条（令第9条の規定により読み替えて適用する場合を含む.）に係るものに限る.）を自ら行うことを妨げない.

　一　法第12条第1項に規定する権限（養成施設の指定に係るものに限る.）

　二　令第2条から第8条までに規定する権限（これらの規定を令第9条の規定により読み替えて適用する場合を含む.）

2　法第25条の2第2項及び令第14条第2項の規定により，前項各号に掲げる権限は，地方厚生支局長に委任する. ただし，地方厚生局長が当該権限を自ら行うことを妨げない.

　　附　則

この省令は，平成19年4月1日から施行する.

柔道整復師法に基づく指定登録機関及び指定試験機関に関する省令

〇厚生省令第22号
平成2年3月29日
改正　平6厚令60・平12厚令127・
　　　平17厚労令25・平19厚労令43・
　　　平20厚労令163・平21厚労令139

第1章　指定登録機関

（指定の申請）

第1条　柔道整復師法（昭和45年法律第19号. 以下「法」という.）第8条の2第1項の規定による指定を受けようとする者は, 次に掲げる事項を記載した申請書を厚生労働大臣に提出しなければならない.

① 名称及び主たる事務所の所在地

② 柔道整復師の登録の実施等に関する事務（以下「登録事務」という.）を行おうとする事務所の名称及び所在地

③ 登録事務を開始しようとする年月日

2　前項の申請書には, 次に掲げる書類を添えなければならない.

① 定款又は寄附行為及び登記事項証明書

② 申請の日の属する事業年度の直前の事業年度末における貸借対照表及び財産目録

③ 申請の日の属する事業年度及び翌事業年度の事業計画書及び収支予算書

④ 指定の申請に関する意思の決定を証する書類

⑤ 役員の氏名及び略歴を記載した書類

⑥ 現に行っている業務の概要を記載した書類

⑦ 登録事務の実施の方法に関する計画を記載した書類

⑧ 法第8条の2第4項第4号イ及びロのいずれにも該当しない旨の役員の申述書

（指定登録機関の名称の変更等の届出）

第2条　法第8条の2第1項に規定する指定登録機関（以下「指定登録機関」という.）は, その名称若しくは主たる事務所の所在地又は登録事務を行う事務所の名称若しくは所在地を変更しようとするときは, 次に掲げる事項を記載した届出書を厚生労働大臣に

提出しなければならない.

① 変更後の指定登録機関の名称若しくは主たる事務所の所在地又は登録事務を行う事務所の名称若しくは所在地

② 変更しようとする年月日

③ 変更の理由

2 指定登録機関は,登録事務を行う事務所を新設し,又は廃止しようとするときは,次に掲げる事項を記載した届出書を厚生労働大臣に提出しなければならない.

① 新設し,又は廃止しようとする事務所の名称及び所在地

② 新設し,又は廃止しようとする事務所において登録事務を開始し,又は廃止しようとする年月日

③ 新設又は廃止の理由

（役員の選任及び解任）

第3条 指定登録機関は,法第8条の3第1項の認可を受けようとするときは,次に掲げる事項を記載した申請書を厚生労働大臣に提出しなければならない.

① 選任又は解任に係る役員の氏名

② 選任し,又は解任しようとする年月日

③ 選任又は解任の理由

2 前項の申請書（選任に係るものに限る.）には,次に掲げる書類を添えなければならない.

① 選任に係る役員の略歴を記載した書類

② 選任に係る役員の法第8条の2第4項第4号イ及びロのいずれにも該当しない旨の申述書

（事業計画等の認可の申請）

第4条 指定登録機関は,法第8条の4第1項前段の認可を受けようとするときは,その旨を記載した申請書に事業計画書及び収支予算書を添え,これを厚生労働大臣に提出しなければならない.

2 指定登録機関は,法第8条の4第1項後段の認可を受けようとするときは,次に掲げる事項を記載した申請書を厚生労働大臣に提出しなければならない.

① 変更しようとする事項

② 変更しようとする年月日

③ 変更の理由

（登録事務規程の認可の申請）

第5条　指定登録機関は，法第8条の5第1項前段の認可を受けようとするときは，その旨を記載した申請書に登録事務の実施に関する規程を添え，これを厚生労働大臣に提出しなければならない．

2　指定登録機関は，法第8条の5第1項後段の認可を受けようとするときは，次に掲げる事項を記載した申請書を厚生労働大臣に提出しなければならない．

①　変更しようとする事項

②　変更しようとする年月日

③　変更の理由

（登録事務規程の記載事項）

第6条　法第8条の5第2項の厚生労働省令で定める事項は，次のとおりとする．

①　登録事務を行う時間及び休日に関する事項

②　登録事務を行う場所に関する事項

③　登録事務の実施の方法に関する事項

④　手数料の収納の方法に関する事項

⑤　登録事務に関して知り得た秘密の保持に関する事項

⑥　登録事務に関する帳簿及び書類並びに柔道整復師名簿（以下「名簿」という．）の管理に関する事項

⑦　その他登録事務の実施に関し必要な事項

（帳簿の記載事項等）

第7条　法第8条の8の厚生労働省令で定める事項は，次のとおりとする．

①　各月における登録，名簿の訂正及び登録の消除の件数

②　各月における柔道整復師免許証明書（以下「免許証明書」という．）の書換え交付及び再交付の件数

③　各月の末日において登録を受けている者の人数

2　指定登録機関は，法第8条の8に規定する帳簿を，登録事務を廃止するまで保存しなければならない．

（登録状況の報告）

第8条　指定登録機関は，事業年度の各四半期の経過後遅滞なく，次に掲げる事項を記載した報告書を厚生労働大臣に提出しなければならない．

①　当該四半期における登録，名簿の訂正及び登録の消除の件数

②　当該四半期における免許証明書の書換え交付及び再交付の件数

③　当該四半期の末日において登録を受けている者の人数

（虚偽登録者等の報告）

第9条　指定登録機関は，柔道整復師が虚偽又は不正の事実に基づいて登録を受けたと考えるときは，直ちに，次に掲げる事項を記載した報告書を厚生労働大臣に提出しなければならない．

①　当該柔道整復師に係る名簿の登録事項

②　虚偽又は不正の事実

（試験に合格した者の氏名等の通知）

第10条　厚生労働大臣は，指定登録機関に対し，柔道整復師国家試験（以下「試験」という．）に合格した者の受験番号，氏名，生年月日，住所，試験に合格した年月及び合格証書の番号を記載した書類を交付するものとする．

（試験無効等の処分の通知）

第11条　厚生労働大臣は，法第13条の6第2項の規定により読み替えて適用する法第13条第1項の規定により試験を無効としたときは，次に掲げる事項を指定登録機関に通知するものとする．

①　処分を受けた者の氏名，生年月日及び住所

②　処分の内容及び処分を行った年月日

（免許の取消し等の処分の通知）

第12条　厚生労働大臣は，法第8条の規定により柔道整復師の免許を取り消し，期間を定めてその業務の停止を命じ，又は再免許を与えたときは，次に掲げる事項を指定登録機関に通知するものとする．

①　処分を受けた者の氏名，生年月日及び住所

②　処分の内容及び処分を行った年月日

（登録事務の休廃止の許可の申請）

第13条　指定登録機関は，法第8条の12の許可を受けようとするときは，次に掲げる事項を記載した申請書を厚生労働大臣に提出しなければならない．

①　休止し，又は廃止しようとする登録事務の範囲

②　休止し，又は廃止しようとする年月日

③　休止しようとする場合にあっては，その期間

④　休止又は廃止の理由

（登録事務の引継ぎ等）

第 14 条　指定登録機関は，法第 8 条の 12 の許可を受けて登録事務の全部若しくは一部を廃止する場合，法第 8 条の 13 の規定により指定を取り消された場合又は法第 8 条の 17 第 2 項の規定により厚生労働大臣が登録事務の全部若しくは一部を自ら行うこととなった場合には，次に掲げる事項を行わなければならない．

①　登録事務を厚生労働大臣に引き継ぐこと．

②　登録事務に関する帳簿及び書類並びに名簿を厚生労働大臣に引き継ぐこと．

③　その他厚生労働大臣が必要と認める事項

第 2 章　指定試験機関

（試験事務規程の記載事項）

第 15 条　法第 13 条の 7 において準用する法第 8 条の 5 第 2 項の厚生労働省令で定める事項は，次のとおりとする．

①　試験の実施に関する事務（以下「試験事務」という．）の実施の方法に関する事項

②　受験手数料の収納の方法に関する事項

③　法第 13 条の 4 第 1 項に規定する試験委員（以下「試験委員」という．）の選任及び解任に関する事項

④　試験事務に関して知り得た秘密の保持に関する事項

⑤　試験事務に関する帳簿及び書類の管理に関する事項

⑥　その他試験事務の実施に関し必要な事項

（試験委員の要件）

第 16 条　法第 13 条の 4 第 2 項の厚生労働省令で定める要件は，次の各号のいずれかに該当する者であることとする．

①　学校教育法（昭和 22 年法律第 26 号）に基づく大学において医学若しくは公衆衛生に関する科目を担当する教授，准教授若しくは助教の職にあり，又はあった者

②　法第 12 条に規定する学校又は柔道整復師養成施設の専任教員

③　厚生労働大臣が前2号に掲げる者と同等以上の知識及び技能を有すると認めた者

（試験委員の選任及び変更の届出）

第17条　法第13条の4第3項の規定による届出は，次に掲げる事項を記載した届出書を提出することによって行わなければならない．

①　選任した試験委員の氏名及び略歴又は変更した試験委員の氏名

②　選任し，又は変更した年月日

③　選任又は変更の理由

（帳簿の記載事項等）

第18条　法第13条の7において準用する法第8条の8の厚生労働省令で定める事項は，次のとおりとする．

①　試験実施年月日

②　試験地

③　受験者の受験番号，氏名，生年月日，住所，試験科目ごとの成績及び合否の別並びに合格した者については合格証書の番号

2　法第13条の3第1項に規定する指定試験機関（以下「指定試験機関」という．）は，法第13条の7において準用する法第8条の8に規定する帳簿を，試験事務を廃止するまで保存しなければならない．

（試験事務の実施結果の報告）

第19条　指定試験機関は，試験事務を実施したときは，遅滞なく，次に掲げる事項を記載した報告書を厚生労働大臣に提出しなければならない．

①　試験実施年月日

②　試験地

③　受験申込者数

④　受験者数

2　前項の報告書には，受験者の受験番号，氏名，生年月日，住所，試験科目ごとの成績及び合否の別並びに合格した者については合格証書の番号を記載した受験者一覧表を添えなければならない．

（受験停止の処分の報告）

第20条　指定試験機関は，法第13条の6第1項の規定により受験を停止させたと

きは，遅滞なく，次に掲げる事項を記載した報告書を厚生労働大臣に提出しなければならない．

① 処分を受けた者の氏名，生年月日及び住所
② 処分の内容及び処分を行った年月日
③ 不正の行為の内容

（準用）

第21条　第1条から第5条まで，第11条，第13条及び第14条の規定は，指定試験機関について準用する．この場合において，これらの規定（第1条第1項第2号及び第2条第1項各号列記以外の部分を除く．）中「指定登録機関」とあるのは「指定試験機関」と，「登録事務」とあるのは「試験事務」と，第1条第1項中「第8条の2第1項」とあるのは「第13条の3第1項」と，同項第2号中「柔道整復師の登録の実施等に関する事務（以下「登録事務」という．）」とあるのは「試験事務」と，同条第2項第8号中「法第8条の2第4項第4号イ及びロ」とあるのは「法第13条の7において準用する法第8条の2第4項第4号イ及びロ」と，第2条第1項各号列記以外の部分中「法第8条の2第1項に規定する指定登録機関（以下「指定登録機関」という．）」とあるのは「指定試験機関」と，「登録事務」とあるのは「試験事務」と，第3条第1項中「法第8条の3第1項」とあるのは「法第13条の7において準用する法第8条の3第1項」と，同条第2項第2号中「法第8条の2第4項第4号イ及びロ」とあるのは「法第13条の7において準用する法第8条の2第4項第4号イ及びロ」と，第4条第1項中「法第8条の4第1項前段」とあるのは「法第13条の7において準用する法第8条の4第1項前段」と，同条第2項中「法第8条の4第1項後段」とあるのは「法第13条の7において準用する法第8条の4第1項後段」と，第5条第1項中「法第8条の5第1項前段」とあるのは「法第13条の7において準用する法第8条の5第1項前段」と，同条第2項中「法第8条の5第1項後段」とあるのは「法第13条の7において準用する法第8条の5第1項後段」と，第11条中「法第13条第1項」とあるのは「法第13条第1項又は第2項」と，「無効としたときは」とあるのは「無効とし，又は期間を定めて試験を受けることができないものとしたときは」と，第13条中「法第8条の12」とあるのは「法第13条の7において準用する法第8条の12」と，第14条中「法第8条の12」とあるのは「法第13条の7において準用する法第8条の12」と，「法第8条の13」とあるのは「法第13条の7において準用する法第8条の13」と，「法第8条の17第2項」とあるのは「法第13条の7において準用する法第8条の17第2項」と，同条第2号中「書類並びに名簿」とあるのは「書類」と読み替えるものとする．

附　則

（施行期日）

1　この省令は，平成2年4月1日から施行する.

（指定登録機関に関する暫定措置）

2　柔道整復師法の一部を改正する法律（昭和63年法律第72号．以下「改正法」という．）附則第3条に規定する厚生大臣の告示する日までの間は，第1章の規定は適用しない.

（指定試験機関に関する暫定措置）

3　改正法附則第4条に規定する厚生大臣の告示する日までの間は，第2章の規定は適用しない.

附　則（平成12年10月20日厚生省令第127号）抄

（施行期日）

1　この省令は，内閣法の一部を改正する法律（平成11年法律第88号）の施行の日（平成13年1月6日）から施行する.

附　則（平成17年3月7日厚生労働省令第25号）抄

（施行期日）

第1条　この省令は，不動産登記法の施行の日（平成17年3月7日）から施行する.

附　則（平成19年3月30日厚生労働省令第43号）抄

（施行期日）

第1条　この省令は，平成19年4月1日から施行する.

（助教授の在職に関する経過措置）

第2条　この省令による改正後の次に掲げる省令の規定の適用については，この省令の施行前における助教授としての在職は，准教授としての在職とみなす.

　1から18まで　略

　19　柔道整復師法に基づく指定登録機関及び指定試験機関に関する省令第16条第1号

附　則（平成21年9月1日厚生労働省令第139号）

1　この省令は，公布の日から施行する.

2　この省令の施行の際現にあるこの省令による改正前の様式による用紙については，当分の間，これを取り繕って使用することができる．

柔道整復師法第8条の2第1項及び第13条の3第1項に規定する指定登録機関及び指定試験機関を指定する省令

○厚生省令第90号
平成13年3月30日
改正　平20厚労令163

柔道整復師法（昭和45年法律第19号）第8条の2第1項，第8条の18（第13条の7において準用する場合を含む．）及び第13条の3第1項の規定に基づき，柔道整復師法第8条の2第1項及び第13条の3第1項に規定する指定登録機関及び指定試験機関を指定する省令を次のように定める．

柔道整復師法（昭和45年法律第19号）第8条の2第1項及び第13条の3第1項に規定する指定登録機関及び指定試験機関として次の者を指定する．

名　称	主たる事務所の所在地	指定の日
財団法人柔道整復研修試験財団（平成元年11月28日に財団法人柔道整復研修試験財団という名称で設立された法人をいう．）	東京都中央区日本橋富沢町8番7号	平成4年10月1日

日本国憲法 (抜粋)

　　朕は，日本国民の総意に基いて，新日本建設の礎が，定まるに至つたことを，深くよろこび，枢密顧問の諮詢及び帝国憲法第73条による帝国議会の議決を経た帝国憲法の改正を裁可し，ここにこれを公布せしめる．

　　　　御名　　御璽
　　　　　昭和21年11月3日

　　日本国民は，正当に選挙された国会における代表者を通じて行動し，われらとわれらの子孫のために，諸国民との協和による成果と，わが国全土にわたつて自由のもたらす恵沢を確保し，政府の行為によつて再び戦争の惨禍が起ることのないやうにすることを決意し，ここに主権が国民に存することを宣言し，この憲法を確定する．そもそも国政は，国民の厳粛な信託によるものであつて，その権威は国民に由来し，その権力は国民の代表者がこれを行使し，その福利は国民がこれを享受する．これは人類普遍の原理であり，この憲法は，かかる原理に基くものである．われらは，これに反する一切の憲法，法令及び詔勅を排除する．

　　日本国民は，恒久の平和を念願し，人間相互の関係を支配する崇高な理想を深く自覚するのであつて，平和を愛する諸国民の公正と信義に信頼して，われらの安全と生存を保持しようと決意した．われらは，平和を維持し，専制と隷従，圧迫と偏狭を地上から永遠に除去しようと努めてゐる国際社会において，名誉ある地位を占めたいと思ふ．われらは，全世界の国民が，ひとしく恐怖と欠乏から免かれ，平和のうちに生存する権利を有することを確認する．

　　われらは，いづれの国家も，自国のことのみに専念して他国を無視してはならないのであつて，政治道徳の法則は，普遍的なものであり，この法則に従ふことは，自国の主権を維持し，他国と対等関係に立たうとする各国の責務であると信ずる．

　　日本国民は，国家の名誉にかけ，全力をあげてこの崇高な理想と目的を達成することを誓ふ．

第3章　国民の権利及び義務

第10条　日本国民たる要件は，法律でこれを定める．

第11条　国民は，すべての基本的人権の享有を妨げられない．この憲法が国民に保障する基本的人権は，侵すことのできない永久の権利として，現在及び将来の国民に与へられる．

第12条　この憲法が国民に保障する自由及び権利は，国民の不断の努力によつて，これを保持しなければならない．又，国民は，これを濫用してはならないのであつて，常に公共の福祉のためにこれを利用する責任を負ふ．

第13条　すべて国民は，個人として尊重される．生命，自由及び幸福追求に対する国民の権利については，公共の福祉に反しない限り，立法その他の国政の上で，最大の尊重を必要とする．

第14条　すべて国民は，法の下に平等であつて，人種，信条，性別，社会的身分又は門地により，政治的，経済的又は社会的関係において，差別されない．

2　華族その他の貴族の制度は，これを認めない．

3　栄誉，勲章その他の栄典の授与は，いかなる特権も伴はない．栄典の授与は，現にこれを有し，又は将来これを受ける者の一代に限り，その効力を有する．

第18条　何人も，いかなる奴隷的拘束も受けない．又，犯罪に因る処罰の場合を除いては，

その意に反する苦役に服させられない．

第19条　思想及び良心の自由は，これを侵してはならない．

第20条　信教の自由は，何人に対してもこれを保障する．いかなる宗教団体も，国から特権を受け，又は政治上の権力を行使してはならない．

2　何人も，宗教上の行為，祝典，儀式又は行事に参加することを強制されない．

3　国及びその機関は，宗教教育その他いかなる宗教的活動もしてはならない．

第21条　集会，結社及び言論，出版その他一切の表現の自由は，これを保障する．

2　検閲は，これをしてはならない．通信の秘密は，これを侵してはならない．

第22条　何人も，公共の福祉に反しない限り，居住，移転及び職業選択の自由を有する．

2　何人も，外国に移住し，又は国籍を離脱する自由を侵されない．

第23条　学問の自由は，これを保障する．

第24条　婚姻は，両性の合意のみに基いて成立し，夫婦が同等の権利を有することを基本として，相互の協力により，維持されなければならない．

2　配偶者の選択，財産権，相続，住居の選定，離婚並びに婚姻及び家族に関するその他の事項に関しては，法律は，個人の尊厳と両性の本質的平等に立脚して，制定されなければならない．

第25条　すべて国民は，健康で文化的な最低限度の生活を営む権利を有する．

2　国は，すべての生活部面について，社会福祉，社会保障及び公衆衛生の向上及び増進に努めなければならない．

第26条　すべて国民は，法律の定めるところにより，その能力に応じて，ひとしく教育を受ける権利を有する．

2　すべて国民は，法律の定めるところにより，その保護する子女に普通教育を受けさせる義務を負ふ．義務教育は，これを無償とする．

第27条　すべて国民は，勤労の権利を有し，義務を負ふ．

2　賃金，就業時間，休息その他の勤労条件に関する基準は，法律でこれを定める．

3　児童は，これを酷使してはならない．

第28条　勤労者の団結する権利及び団体交渉その他の団体行動をする権利は，これを保障する．

第29条　財産権は，これを侵してはならない．

2　財産権の内容は，公共の福祉に適合するやうに，法律でこれを定める．

3　私有財産は，正当な補償の下に，これを公共のために用ひることができる．

第30条　国民は，法律の定めるところにより，納税の義務を負ふ．

第31条　何人も，法律の定める手続によらなければ，その生命若しくは自由を奪はれ，又はその他の刑罰を科せられない．

第32条　何人も，裁判所において裁判を受ける権利を奪はれない．

第33条　何人も，現行犯として逮捕される場合を除いては，権限を有する司法官憲が発し，且つ理由となつてゐる犯罪を明示する令状によらなければ，逮捕されない．

第35条　何人も，その住居，書類及び所持品について，侵入，捜索及び押収を受けることのない権利は，第33条の場合を除いては，正当な理由に基いて発せられ，且つ捜索する場所及び押収する物を明示する令状がなければ，侵されない．

2　捜索又は押収は，権限を有する司法官憲が発する各別の令状により，これを行ふ．

第9章　改正

第96条　この憲法の改正は，各議院の総議員の3分の2以上の賛成で，国会が，これを発議し，

国民に提案してその承認を経なければならない．この承認には，特別の国民投票又は国会の定める選挙の際行はれる投票において，その過半数の賛成を必要とする．

2 　憲法改正について前項の承認を経たときは，天皇は，国民の名で，この憲法と一体を成すものとして，直ちにこれを公布する．

第10章　最高法規

第97条　この憲法が日本国民に保障する基本的人権は，人類の多年にわたる自由獲得の努力の成果であつて，これらの権利は，過去幾多の試錬に堪へ，現在及び将来の国民に対し，侵すことのできない永久の権利として信託されたものである．

第98条　この憲法は，国の最高法規であつて，その条規に反する法律，命令，詔勅及び国務に関するその他の行為の全部又は一部は，その効力を有しない．

2 　日本国が締結した条約及び確立された国際法規は，これを誠実に遵守することを必要とする．

第99条　天皇又は摂政及び国務大臣，国会議員，裁判官その他の公務員は，この憲法を尊重し擁護する義務を負ふ．

索　引

【編著者略歴】
前田和彦（まえだ かずひこ）

1960年生まれ
大東文化大学大学院法学研究科修了
自治医科大学法医学教室研究生，自治医科大学看護短期大学講師，
九州保健福祉大学社会福祉学部専任講師，同薬学部助教授，教授を経て，
現在　九州医療科学大学生命医科学部教授及び同大学院医療薬学
研究科教授（医事法学研究室）．
平成10年度より，複数の医療従事者の国家試験委員を歴任．
日本社会医療学会常任理事・事務局長．

［主要著書・論文］
著書　『医事法講義〔新編第5版〕』（信山社），『医事法辞典』（共著）（信
山社），『医事法セミナー（新版）第3版』（医療科学社），『社会
保障制度と柔道整復師の職業倫理』（共著）（医歯薬出版），『映画
のなかの医事法学・Plus』（医療科学社），『改訂版 生命倫理・医
事法』（編著）（医療科学社），『介護予防と機能訓練指導員』（編著）
（医療科学社），『個別機能訓練指導マニュアル』（共著）（医療科学
社），『科学の方法』（共著）（医療科学社），『リスクマネジメント』
（共著）（医療科学社），『医事福祉法講義』（信山社），『やさしい遺
言のはなし』（共著）（法学書院），『法律学のすべて・ド（民法・
商法・労働法）』（共著）（公務員試験協会），『社会リハビリテーショ
ンの課題』（共著）（中央法規），公益社団法人東洋療法学校協会『関
係法規 第7版』（医歯薬出版）等

関係法規　2024年版　　　　　　ISBN 978-4-263-24292-6

2003年3月1日　　第1版第1刷発行
2009年3月20日　　第2版第1刷発行
2019年2月25日　　第3版第1刷発行
2020年2月15日　　第4版第1刷発行
2021年2月10日　　第5版第1刷発行
2022年1月10日　　第6版第1刷発行
2023年2月20日　　第7版第1刷発行
2024年4月1日　　第8版第1刷発行

監修者　公益社団法人
　　　　全国柔道整復学校協会

編著者　前　田　和　彦

発行者　白　石　泰　夫

発行所　医歯薬出版株式会社

〒113-8612　東京都文京区本駒込1-7-10
TEL. (03)5395-7641（編集）・7616（販売）
FAX.(03)5395-7624（編集）・8563（販売）
https://www.ishiyaku.co.jp/
郵便振替番号 00190-5-13816

乱丁・落丁の際はお取り替えいたします　　　　印刷・教文堂／製本・明光社
© Ishiyaku Publishers, Inc., 2003, 2024. Printed in Japan